Inhalt

Vorwort

Begeisterungsfähigkeit hält jung!!!!!

Man ist nie zu alt, um noch was Neues zu erlernen

Ich lade Sie ein, Ihre Gedanken in eine gute Zukunft zu lenken. Den guten Gedanken Taten folgen zu lassen und mit einem Gesundheitsprogramm zu beginnen ist ein Ziel, dass Ihnen zu einer besonders wertvollen Lebensqualität verhilft.

Wir werden viel älter als noch unsere Vorfahren, aber mit dem Älter werden tun sich auch ein paar Schwachstellen auf, die, wenn wir uns früh genug darum kümmern, keine Schwachstellen mehr sein müssen. Ab einem gewissen Alter sollten wir uns vermehrt Gedanken über unseren Körper machen, den wir jahrelang womöglich ziemlich ausgebeutet haben. Sei es mit vielen Ernährungsfehlern, mit regelmäßigem Stress, zu wenigen Ruhepausen, zu wenig Bewegung oder Krankheiten, all das wurde ignoriert. Eventuell auch zu viel geraucht, zu viel Alkohol getrunken usw.

Ich befasse mich schon seit Jahren erfolgreich mit verschiedenen, einfachen Therapieformen, die man selbst erlernen und anwenden kann.

Dadurch kann man viele Unpässlichkeiten hinauszögern und ein Aufenthalt im Altenheim könnte eventuell in weite Ferne rücken.

Vorbeugen ist in jedem Falle leichter als heilen

Hier in diesem Buch habe ich für Sie verschiedene Vorschläge gesammelt, wie Sie Ihre Gehirnleistung und alle etwaigen anderen Problemstellen, die ab diesem Alter zu schwächeln beginnen, stärken und mobilisieren können. Im Teil 2 finden Sie praktische Anwendungen, die ich gut beschrieben habe, die Sie, wenn gewünscht, selbst anwenden und nützen können. Ich denke, jeder kann es zumindest ausprobieren.

Viele von uns werden 105/110 Jahre alt werden. Wir haben endlich genug Zeit für uns selbst. Diese Anregungen sind nicht gedacht für eine schon bestehende Krankheit, nein, sondern für alle die Baustellen im Körper, die schön langsam ein bisschen zu schwächeln beginnen. Im Buch finden Sie viele Anwendungen, um diese wieder zu stärken. Ich denke, das ist schon sehr viel, denn Sie können, mit Hilfe der verschiedenen Übungen, den ermüdenden Augen, dem nachlassenden Gehör, der schwächelnden Blase und der Vergesslichkeit ein Schnippchen schlagen. Somit können Sie, allen Unkenrufen trotzen und über die lächeln, die jammern, wie schlimm es ihnen in Zukunft damit gehen werden wird. Wir sitzen im gleichen Boot und wir werden ganz sicher noch eine wunderbare Zeit erleben.

Immer wieder verstehen es die Medien viele Menschen zu verunsichern und vor allem sie zu ängstigen vor der „unsicheren Zukunft".

Nun beglückwünsche ich Sie gleich am Anfang, dass Sie sich für dieses Handbuch entschieden haben. Aber ich bitte Sie auch gleichzeitig, dass Sie es nicht von Anfang bis Ende rasch fertiglesen und dann wieder weglegen oder weiter borgen. Sondern dieses Handbuch soll Ihnen ein treuer Begleiter sein, sodass Sie es sehr oft und immer wieder in die Hand nehmen, um sich immer wieder von den vielen Ideen, Vorschlägen, Anregungen und praktischen Anwendungen leiten lassen. Es gibt Ihnen außerdem die Gelegenheit, Ihr zukünftiges langes Leben, welches vor Ihnen liegt, selbst so zu richten, wie Sie es gerne hätten. Wenn Sie sich vermehrt um Ihre Gesundheit kümmern, werden Sie gesünder, fitter und voller Elan und Freude Ihr Leben genießen können. Ich wünsche Ihnen viel Freude für Ihre Zukunft.

Lebensqualität erhöhen

Unsere Hände/ Finger sind die Startkabel für unsere Gesundheit. Wenn wir uns damit anfreunden, können wir uns von unseren Schwachstellen wieder verabschieden und ein glückliches Leben führen.

Wir werden älter, viel älter als unsere Vorfahren, darum ist es unsere wichtigste Aufgabe uns um unsere Gesundheit zu kümmern und selbst sehr viel dafür zu tun. Zum Beispiel können wir für unsere Gehirnaktivität bis ins hohe Alter **40!! %** selbst beitragen!! Das ist doch wirklich eine ganze Menge. Aber nicht durch Schlucken von vielen Medikamenten! Sondern durch verbesserte Ernährung, vermehrte Bewegung und durch Anwendung verschiedener selbst durchführbaren Therapien, die ich hier im Buch noch vorstellen werde. Der 2. Teil des Buches beinhaltet diese praktischen Übungen und Anwendungen.

*   ***40 %** können wir selbst dazu beitragen*, wie von namhaften Ärzten herausgefunden worden ist.

80 % *können wir für die Gesunderhaltung unseres Körpers selbst tun.* Eigentlich bräuchten die Menschen nicht mehr zu jammern, sondern sollten selbst aktiv werden. Genauer gesagt, sich nur mehr um sich selbst „kümmern" und alle anderen in Ruhe lassen, auch in Gedanken. Es hilft mir nicht, wenn ich mit dem Nachbarn nicht mehr rede, aber schlecht über ihn denke, und ihm hilft es auch nicht. Wir werden nun niemanden mehr kritisieren und <u>lassen stattdessen jeden das tun, was er/sie am liebsten macht.</u> Wir haben genug zu tun, denn wir kümmern uns um unser eigenes Wohlergehen, um unser Glücklichsein, um unsere Gesundheit. Denn das ist dann wirklich ehrlich erarbeitete *Lebensqualität.*

Gehirn bleib bei mir!

Natürlich verlässt uns unser Gehirn nicht einfach so, denn es ist gut geschützt in unserem Schädel eingepackt. Aber bei einer beginnenden krankhaften Vergesslichkeit, könnte man sich das schon so denken.

Sind Sie persönlich mit Ihrer Gehirnleistung zufrieden? Können Sie immer alles und zu jeder Zeit abrufen, wenn Sie etwas wissen möchten? Sagen Sie öfter zu sich selbst *„Mensch, bin ich blöd!?"*, wenn Ihnen etwas nicht gleich einfällt? Oder denken Sie manchmal *„jetzt verlässt mich auch schon mein Gehirn."*?

Viele, viel zu viele Menschen werfen sich Unzulänglichkeiten vor, wenn ihnen nicht sofort das einfällt, was sie gerne wissen möchten, obwohl es doch erst einen Tag oder einige Stunden her ist. Aber es ist ganz egal, *wann* Sie Ihre Nachricht eingespeichert haben, sie werden nur das wirklich abrufen können, *was Sie sich wirklich merken wollten.* In jedem Fall ist es gut, wenn Sie ein bisschen Geduld aufbringen, denn auf einmal fällt es Ihnen wieder ein.

Alle Menschen, die sich sehr emotional an diversen Geschehnissen beteiligen, können meistens schneller alles wieder „abrufen". Z.B.

Sie haben einmal eine schöne Reise gemacht, sie ist schon lange her, es war für Sie ganz wunderbar und Sie haben alles sehr genossen und direkt „inhaliert". Dann können Sie nach Jahren noch darüber erzählen, denn Sie erinnern sich haarklein an nette Details. Warum? Weil Sie von dieser Reise so sehr begeistert waren, dass es so in ihrem Langzeitgedächtnis gespeichert werden konnte und Sie sich gerne und jederzeit wieder daran erinnern können. Wenn Sie eine/n Partner/in haben, die/der darüber die Begeisterung nicht so zeigen kann, die/der nicht so emotional reagiert wie Sie, dem/der werden dann wird auch nicht mehr viel Erinnerung, schon gar keine Details, übriggeblieben sein. Das hat aber mit Vergesslichkeit überhaupt nichts zu tun. Denn diese Reise ging bei ihm/ihr seitlich am Rand vorbei, sie war nicht „*merkenswert*" genug, um sie so gut zu platzieren zum jederzeit abrufen. <u>Also, wenn Sie etwas nicht mehr wissen, dann war es für Sie nicht interessant genug, um es unbedingt zu speichern.</u> Alles was Sie später wieder wissen möchten, *müssen* Sie sich unbedingt merken *wollen*. Sie müssen davon begeistert sein, dann wird es auch wieder abrufbar sein.

Unser Gehirn ist schon was ganz besonderes, es besteht aus riesengroßen verschiedenen Arealen, die alle extra gesteuert werden. Umso mehr wir uns für eine Sache interessieren, umso mehr wird sich dieses Areal „ausbreiten". Wenn wir uns für Musik, Naturwissenschaften oder Sprachen lernen stark interessieren und wir auch viel üben, dann werden diese 3 Areale ganz besonders „gefördert" werden. Sollten Sie sich für gewisse Dinge überhaupt nicht interessieren z.B. Mathematik, dann wird dieses Areal, weil es sich so stiefmütterlich behandelt fühlt, bald überhaupt in Streik treten, es kümmert so schön sachte vor sich hin. Alles, was wir „bewegen", wofür wir vermehrt etwas tun, wird gefördert, alles wofür wir kein Interesse zeigen, *verlieren wir*, wie z.B. Muskeln. Wenn wir einige Muskeln über längere Zeit überhaupt nicht beanspruchen, dann „verlieren" wir sie.

Wenn die aktive Schulzeit beendet ist, sollten die jungen Erwachsenen immer irgendetwas weiter lernen, denn wer sagt denn, dass wir nach der Schule „fertig" sind? Nach der Schule wissen wir zwar einiges, aber unser Gehirn hat so viel Kapazität was es alles aufnehmen und speichern kann. Die Allermeisten machten nach der Schulzeit, noch eine Lehre, eine höhere Schule oder ein Studium, doch danach hätte niemand aufhören dürfen, immer wieder etwas neu zu erlernen. Sprachen, Musikinstrumente oder weitere verschiedene berufliche Ausbildungen. Denn dann wäre unser Gehirn wirklich gut ausgelastet gewesen. Wenn wir dann einiges „vergessen" haben, könnten wir immer noch auf viel Verschiedenes zurückgreifen, wir bräuchten keine Panik zu bekommen, wenn wir einige Dinge nicht mehr können, die wir immer gut konnten. Daraus entwickeln sich auch viele Missverständnisse über die diversen Krankheiten, die sich in das Gedächtnis einschleichen, wenn man wieder einmal etwas vergessen hat. Natürlich ist es aber dann auch noch früh genug, mit verschiedenen Methoden zu beginnen, um unser wertvolles Gehirn zu trainieren und zu unterstützen.

Noch einmal, wenn Sie sehr viel in Ihrem Kopf, in Ihrem Gehirn gespeichert haben, dann fällt es nicht so auf, wenn Sie was vergessen haben, denn Sie können noch mit so vielen anderen Dingen aufwarten. Aber alle anderen die nicht die Gelegenheit hatten viel Verschiedenes zu erlernen, denen höhere Schulen nur vom Hören sagen bekannt waren, die sollten auf alle Fälle keine Panik bekommen, wenn ihr Wissen etwas schrumpft, das ist ein natürlicher Prozess und hat nichts mit einer Erkrankung zu tun. Nachdem aber unser Gehirn selbst immer aktiv bleibt, können wir es immer noch und immer wieder aktivieren, indem wir uns mit etwas beschäftigen das unser Gehirn *fordert*. Natürlich werden wir, die wir schon älter sind ein bisschen länger brauchen bis wir uns ein kleines Gedicht, ein neues Spiel usw. gemerkt haben, denn unser Gehirn ist nicht so trainiert, wie es war als wir zur Schule gingen oder studiert haben, den Führerschein machten, usw. <u>Darum ist alles gut, was Sie neu erlernen, denken Sie nicht an Ihr Alter, denken Sie an Ihr Gehirn, das beschäftigt werden möchte,</u> damit es noch sehr lange aktiv bleibt und Sie noch sehr lange Freude daran haben. Machen Sie alles, worauf Sie Lust haben.

Meine Generation und die ein bisschen darunter und die darüber sowieso, sind ohne Computer aufgewachsen. Wir mussten das erst mit 50 und 60 Jahren neu erlernen. Das können sich die Jüngeren sowieso nicht vorstellen, dass man ohne Computer und Handy überhaupt so lange überleben konnte. Was ich seit meinem 65 – 70 zigsten Lebensjahr alles neu erlernt habe, das hätte ich mir mit 40 Jahren absolut nicht vorstellen können. Aber wenn man *will,* dann geht eben *doch sehr viel*. Und ich *wollte*, aber mir ist das Schreiben mit der Hand trotzdem lieber. Aber es ist gut, dass ich zumindest einigermaßen mit dem Computer umgehen kann. Alle Finessen mit dem Handy haben mir meine Enkelkinder beigebracht, die können es am besten erklären, denn sie sind geduldiger mit den Großeltern. Es ist immer wieder ein neuer Lernprozess, die Kinder müssen es nicht lernen, die wachsen damit auf, aber wir müssen jeden „Schritt" neu erlernen und dann auch noch speichern, um es dann morgen, übermorgen und nächste Woche auch noch zu wissen. Es ist schon eine Herausforderung, aber wenn ich mein Gehirn auf „Trab" halten möchte und nicht als „Analphabet" gelten will was Computer und Handy betrifft, dann ist es gut sehr viel dafür zu tun.

Meine Rechnung geht immer in die Richtung und Überlegung, wenn wir 100/110 Jahre alt werden können und sogar weit darüber, dann zahlt es sich doch immer aus sich einiges von den „Neuheiten" in diesem Zeitalter anzueignen. Umso aktiver wir sind, desto mehr Freude haben wir doch, nicht ganz abgeschottet vom aktiven Treiben um uns herum zu sein. Wir brauchen uns aber nicht damit „verrückt" machen lassen, denn wir haben unser Leben super gemeistert auch ohne Handy, Computer und Co. und es war nicht immer leicht, vor allem für die, die den zweiten Weltkrieg als Jugendliche noch miterlebt haben. Teilweise war die Armut so groß, dass nur die „Allerintelligentesten" eine Schule oder eine höhere Schule machen durften. Aber das waren meist Buben, Mädchen am Land hatten sehr wenige Chancen auf eine Höhere Bildung.

Unser Gehirn kann man sich wie ein Kraftwerk vorstellen: Große Kapazität auf kleinem Raum

Unser „geheimnisvolles" Gehirn!

Wenn man sich im Alter noch für Vieles interessiert, dann bilden sich immer noch neue Synapsen!!!

In unserem Gehirn steckt enormes Potential, aber manchmal lässt es uns auch im Stich. <u>Meist liegt das am mangelnden Gehirntraining und nicht am zunehmenden Alter</u>. Das Gehirn ist das am allerwenigsten *genützte* Organ unseres Körpers. **80 bis 90%** unseres Gehirns haben schlichtweg nichts zu tun, **sind lebenslang „arbeitslos" nur 10 bis 20% werden** wirklich von den meisten Menschen **genützt.**

Darum ist es auch erwiesen, dass wir ein Leben lang lernen können, bis 100 Jahre und noch weiter. Allerdings sollte man nicht erst mit 90 Jahren damit anfangen. Wer von der Schule weg, in seinem Leben immer wieder Neues erlernt hat, wird wahrscheinlich die besseren Karten haben. Alle anderen tun sich natürlich ein bisschen schwerer, wenn sie was Neues erlernen wollen. Es dauert einfach nur länger, aber wenn man ständig trainiert, wird auch das besser und besser.

Es ist immer möglich etwas dazu zu lernen, man muss es einfach nur wollen

Unser Gehirn kann *nie* überstrapaziert werden, im Gegensatz zu Leber, Galle, Milz usw. die sollten wir *unbedingt in Zukunft schonen mit zu vielem und zu üppigen Essen*, damit wir unser zukünftiges langes Leben gesünder angehen können.

Lernen ist wie rudern gegen den Strom, hört man damit auf, treibt man zurück. <small>PHILOSOPHL LAOTSE</small>

Der Abbauprozess im menschlichen Körper beginnt ab 40 Jahren. Ab diesem Zeitpunkt regeneriert man sich nicht mehr so schnell wie in jüngeren Jahren. Aber jeder kann mit gesunder Ernährung viel Bewegung und geistiger Aktivität dagegen steuern, so Dr. Voelpel, Univ. Prof. Jakos Uni Bremen.

Wie kann man fit und gesund 100/105/110 Jahre werden? Es gibt natürlich kein Patentrezept, aber es gibt auch keinen Grund, sich auf die Gene auszureden. Die Wissenschaft sagt: **30% sind genetisch festgelegt**, wie schnell der Prozess vor sich geht, aber **70% können sehr gut und positiv beeinflusst werden**.

Das eigene Verhalten ist am wichtigsten

Durch folgendes kann man Lebensjahre gewinnen:

- 18 Jahre, wenn man nicht raucht

- 10 Jahre, wenn man nicht oder nur moderat trinkt
- 7,5 Jahre bei einer positiven Lebenseinstellung.

Den größten Anteil, und zwar mit 60 bis 70% macht eine gesunde Ernährung aus. Man höre und staune, damit haben Sie sicher auch nicht gerechnet, aber gut zu wissen. Im Kapitel Ernährung für das Gehirn (Seite 55 erfahren Sie darüber einiges, was Sie vielleicht so noch nicht wussten.

Fakt ist, dass wir uns in Zukunft sehr viel selbst richten können. Wer sich viel um seine Lebenseinstellung und Gesundheit kümmert, ist sicher sehr gut dran und kann die Altersgrenze austricksen. Härter als der körperliche Verfall trifft aber eben viele Menschen der geistige Abbau. Doch die gute Nachricht: Unser Gehirn kann noch im hohen Alter trainiert werden und das sollen wir natürlich in Anspruch nehmen.

Eine 100-Jährige rät uns: *„Das Leben auskosten, genießen und sich nicht hängen lassen und vieles selbst machen!!"*

Es gibt z.B. eine Universität des 3. Lebensalters, dort sind die Lehrer 85 Jahre und Schüler 80 bis 95 Jahre.

Unser Gehirn ist ein wertvoller Schatz und einen Schatz behandelt man gut und fürsorglich. Darum sollten wir uns wirklich täglich Zeit dafür nehmen, irgendeine Aktivität durchzuführen. Klassische Spiele wie Memory; Stadt Land, Fluss; verschiedene Kartenspiele; Rummy Cup; Ubongo; Ligretto und vieles mehr halten unser Gehirn in Schwung. Aber man muss auch den Mut aufbringen wieder einmal ein neues Spiel zu erlernen, sich einer neuen Herausforderung zu stellen. In Gesellschaft kommt dann auch noch Spaß und Freude auf.

„Wenn wir lachen, dann hüpft das Herz!"

Wenn wir das wollen, dann können wir „munter älter werden"! Es gibt in jeder Stadt, auch Kleinstadt, kostenlose Lernaktivitäten, die Sie wahrnehmen sollten, diese haben gute Qualität, sie werden von geschulten Leuten geleitet. Lassen Sie sich beim Auswählen eventuell von Ihrer Familie helfen.

Wenn täglich einige Gehirnzellen wegsterben, dann beeinträchtigt das noch *nicht* unser Denkvermögen.

Gehirnjogging ohne Ende lässt unser Gehirn jung bleiben!! Geschichten erzählen, auswendig lernen, Wörter von hinten buchstabieren, usw. Mittlerweilen gibt es auf diesem Gebiet schon so eine große Auswahl, dass für jeden was dabei ist, der willig ist, auch geistig fit zu bleiben.

Bewegung

Ein eventuell hilfreicher Tipp:
!! Sich mehr zu bewegen als zu sitzen!!

Wir sind, zumindest die allermeisten von uns, mit einem gesunden Menschenverstand und einem ausgezeichneten „Gehwerkzeug" ausgestattet worden, welches wir täglich kostenlos benützen können. Trotzdem gehen viele Menschen einfach viel zu sparsam damit um. Unser Körper mit unseren Beinen und Füßen soll überwiegend aktiv sein, denn dadurch können sich die notwendigen Körperflüssigkeiten besser verteilen und sich immer wieder neu bilden, davon profitieren unsere strapazierten Gelenke.

Um viele Gehirnareale fit und lebendig zu erhalten ist dafür unbedingt viel Bewegung erforderlich!! Jeder Schritt wird von unserem Gehirn gesteuert, umgekehrt wird durch jeden Schritt auch unser Gehirn aktiviert. Wenn Sie ein paar Mal pro Woche hinaus gehen in die Natur und einen zügigen Spaziergang machen, dann sind Sie auf alle Fälle auf einem guten Weg Ihr Gehirn fit zu halten. Wichtig sind die Bewegungsabläufe, wo man mit den Füßen Bodenkontakt hat, dazu gehören, walken, flottes gehen, längere Zeit wandern, Gymnastik und tanzen jeder Form.

Natürlich ist jede Art von sportlichen Betätigungen sehr gesund, aber hier geht es speziell um die Aktivierung unseres Gehirns. Tanzen ist eine Sportart, die Sie in Gesellschaft ausüben können, zu zweit, aber Sie können es auch ganz allein praktizieren. Beim Tanzen kommt eine Menge an Bewegungsabläufen zusammen. Es werden Koordination, Gleichgewicht usw. gleichermaßen trainiert, es wird sozusagen alles von den Haarspitzen bis zum kleinen Zeh mobil gemacht. Sie brauchen nur Musik, dann können Sie schon so richtig Gas geben, wobei die Musik allein schon Balsam für die Seele ist. Wenn Sie allein oder zu zweit täglich eine ¼ Stunde tanzen, ersparen Sie sich so manches Tablettchen. Außerdem können Sie ja auch noch jedes Lied mitsingen. Dafür eignen sich ganz besonders die alten Schallplatten.

Wenn Sie eine/n liebe/n Partner/in haben, der/die nicht gleich davon begeistert ist können Sie doch trotzdem öfter einmal versuchen, es ihm/ihr auch schmackhaft zu machen. Da kommt Freude auf, da kann wieder herzlich gelacht werden, wer weiß was da für Erinnerungen wachgerüttelt werden. Tanzen ist ein Gesundbrunnen pur und Ihr Gehirn und Ihre Bauchspeicheldrüse jubeln, denn sie lieben Aktivitäten dieser Art, wo Freude im Spiel ist.

Die Bewegung im eigenen Haushalt ist zu wenig, das sind außerdem Abläufe, an die man sich schon gewöhnt hat, die locken keinen Muskel mehr hervor und für das Gehirn ist es auch schon uninteressant geworden. Außerdem werden meist nur ein paar Meter am Stück zurückgelegt, dann macht man etwas, geht wieder ein paar Schritte usw., somit ist es für die Elastizität in den Gelenken auf alle Fälle auch zu wenig. Sie sollten schon allein deswegen früh genug mit vermehrter Bewegung und gesunder Ernährung beginnen, denn Sie wollen doch auch noch Enkelkinder-tauglich sein. Nachdem wir immer älter werden, können wir uns auch noch für unsere Urenkel stark machen und uns an ihnen erfreuen. Wenn Sie die Chance haben viel Zeit mit Ihren Enkeln zu verbringen dann nützen Sie sie dies so oft als möglich, diese Zeit kommt nie wieder und mögliche Wehwehs werden in diesen Stunden einfach vergessen. Mit den Kindern können Sie so viel Freude erleben, das kann durch nichts mehr ersetzt werden.

Jonglieren hilft. Jonglieren ist eine Gesundheitsprophylaxe, es schult das Gehirn, trainiert die Geschicklichkeit und wenn man schon ein bisschen geübt hat macht es auch noch Spaß.

"JONGLIEREN IST "NAHRUNG" FÜRS GEHIRN UND DAHER FÜR KINDER UND SENIOREN GLEICHERMAßEN GEEIGNET. ES KANN SOGAR EINE BEGINNENDE GEHIRNERKRANKUNG HINAUSGEZÖGERT WERDEN" UNIV. PROF. DR. JÜRGEN SANDKÜCHLER (ZENTRUM FÜR GEHIRNFORSCHUNG MED. UNI WIEN)

Tennisbälle liegen gut in der Hand mit denen können Sie jonglieren üben. Erst einmal fangen Sie mit 2 Bällen an. Wenn Sie den 1. Ball hochgeworfen haben, werfen Sie den 2. Ball auch hoch, zugleich müssen Sie aber den ersten Ball auffangen und danach gleich den zweiten. Am Anfang werden Sie mehr mit aufheben beschäftigt sein. Aber mit mehr als 3 Bällen brauchen wir uns nicht abmühen, 3 das wäre sowieso schon eine starke Zielsetzung, vor allem eine außerordentliche Leistung.

Außerdem raten Gehirnforscher dazu, öfter mal rückwärtszugehen, die Stiegen hinauf oder in der Wohnung, wenn sie groß genug ist. Es macht Spaß und ist eine interessante Herausforderung. Wir sollten doch immer wieder was Neues machen und ausprobieren. Zwar macht es uns nicht jünger aber es beleuchtet das Leben, wir sollen an allem, was wir machen, Spaß haben, darum geht es, das macht glücklich. Glückliche

Menschen sind weniger krank und schauen meist irgendwie ein bisschen frischer und manchmal sogar jünger aus.

Egal was ich Ihnen alles vorschlage, welche Ideen ich Ihnen hier übermitteln möchte, helfen tut es nur wenn Sie auch einiges davon anwenden, und zwar regelmäßig. Ich mache es, machen Sie es auch! Damit es uns, Ihnen und mir und vielen anderen beim Älterwerden um einiges besser geht. Schieben Sie es nicht mehr hinaus, wir wissen nicht wie viel Zeit wir haben, ob unser Gehirn darauf warten kann, bis wir endlich was tun, endlich anfangen mit der Aktivierung.

Wenn Sie lange „richtig lebendig" bleiben möchten, ich meine körperlich und geistig, dann sollten einige Übungen zu Ihrer täglichen Pflicht werden. Viele Menschen leben zwar jetzt schon sehr lang, aber sie haben viel zu früh ihre Lebendigkeit verloren. Ein langes Leben brauchen wir uns nicht mehr zu wünschen, das erleben viele von uns jetzt schon, aber wir können uns gepaart zur Gesundheit auch noch Frohsinn und Heiterkeit wünschen. Wenn wir uns bemühen und die richtige Einstellung dafür haben, dann werden wir locker, heiter und in geistiger Frische die Altersleiter hinauf klettern können.

Ich wünsche Ihnen viel Kraft zur Umsetzung und vor allem Spaß und Freude dabei und die nötige Ausdauer.

An allem, was Sie an Bewegung machen, sollten Sie nichts Übertreiben, dann kann Ihr Körper mit dem Geist und der Seele in Gesundheit glücklich leben.

Viel Bewegung ist die beste Medizin und Gesundheitsvorsorge Nr.1 und Gesundheitsvorsorge Nr.2 ist eine gute, ausgewogene Ernährung. Sie macht fit und lebendig und drängt uns förmlich zu regelmäßiger körperlicher und geistiger Bewegung, bremst außerdem den Appetit auf große Mengen und auf Ungesundes.

Sie könnten auch noch etwas anderes machen, wenn Sie spazieren gehen, Sie könnten sich von Ihren „Sorgenpäckchen" verabschieden. Machen Sie doch einfach „kurzen Prozess" damit und nehmen Sie jedes Mal, wenn Sie spazieren oder wandern gehen so ein gehortetes „Päckchen" Sorgen mit und lassen es dann am Bach, im Wald oder sonst wo, an irgendeinem Platz zurück. Dieses „Sorgenpäckchen" hat viel negative Energien in sich, aber in der freien Natur werden sie ganz schnell in gute und positive Energien umgewandelt. Dann haben Sie wieder was Gutes vollbracht, wenn Sie das nächste Mal wieder einen schönen Spaziergang machen. So entsorgen Sie eins nach dem anderen und es geht Ihnen bald besser. Sie können wieder leichter durchatmen und leichter gehen, weil das schwere Gewicht der ewigen Sorgen wegfällt. Sie können seelenruhig alles loslassen, was Sie sowieso in den nächsten drei oder fünf Jahren aus eigener Kraft nicht hätten ändern können. Also warum sich noch Jahre damit belasten, das lassen Sie schön Anderen über und Sie können frei und glücklich leben. Denn auch das kann man trainieren und lernen, alles hinter sich zu lassen und alles zu machen wonach man sich schon länger sehnt.

Viel Bewegung macht den ganzen Körper stabiler. Durch unwegsames Gelände wird das Gleichgewicht bestens trainiert, die Trittsicherheit wird gefestigt, man muss sich viel mehr darauf konzentrieren, wo man hintritt, das gibt mit der Zeit enorme Sicherheit. Immer nur auf asphaltierten und ausgetretenen Wegen zu gehen, wird zur Routine und Sie brauchen sich nicht mehr auf Ihren Weg zu konzentrieren. Das ist aber auch wieder so wichtig, dass Sie bei Allem, was Sie machen, nicht den „Automaten" einschalten, sondern immer alle Ihre Sinne aktiv daran teilhaben lassen. Monotone Abläufe machen träge und helfen Ihnen keinen Zentimeter weiter. Wenn Sie mit Ihrem/r Partner/in zu Fuß unterwegs sind, z.B. in der schönen Natur, dann könnt Ihr Euch ja den Spaß machen und alles, was Ihr so rund um Euch seht, rückwärts buchstabieren.

Aufwachen und das Leben nicht verträumen, denn der Höhenflug kann bis 105,110 oder mehr gehen

Das Gedächtnis trainieren

<u>Eine von Ärzten bestätigte wunderbare Nachricht, dass wir selbst **40!! %** zu einer verbesserten Gehirnfunktion beitragen können.</u>

Ich möchte Ihnen ein paar Dinge aufzeigen, die Sie dazu anregen könnten, wenigstens darüber nachzudenken selbst etwas zu verändern.

Das eine stelle ich zuallererst einmal ganz nach vorne, wenn Sie sagen: „Das hilft bei mir sowieso nicht." Daran könnten Sie schon einmal arbeiten und diese Einstellung einfach umdrehen und sagen: „Was ich da gelesen und gehört habe, könnte ja für mich auch gut sein." Schon besser, denn alles, was ich hier beschreibe und vorschlage, was Sie machen können, um sich wieder mehr zu merken, um wieder besser mit den anderen mitreden zu können ist für Alle, nicht nur für bestimmte Menschen. Wenn ich Alle sage, meine ich auch Alle und vor Allem meine ich jede Altersklasse ab 60 Jahren. Sie könnten vieles ausprobieren vor allem das, was Ihnen richtig Spaß macht und wenn Sie nach einigen Tagen oder Wochen merken, dass sich etwas verbessert hat, dann sind Sie wahrscheinlich mit noch mehr Feuereifer dabei. Damit diese Besserung dann auch so bleibt, machen Sie am besten alles so lange weiter, wie Sie Lust dazu haben. Sie werden belohnt werden und wer möchte nicht öfter eine Belohnung für seine Bemühungen? Sie können natürlich auch weiterhin Kreuzwort rätseln und Sudoku machen, aber verschiedene andere Dinge gehören auch noch dazu. Denn es ist die Vielseitigkeit, mit vielen verschiedenen Lernspielen oder Aktivitäten möchte unser Gehirn gefüttert werden. Denn das Wichtigste ist ja, dass ganz viele Gehirnareale „beschäftigt" werden, nicht nur zwei oder drei intensiv und die anderen bekommen zu wenig „Futter".

Die Verschiedenheit der Beschäftigung ist es, worüber unser Gehirn sich freut und dadurch aktiviert wird. Wenn Sie Krimis, völlig passiv anschauen, das langweilt das Gehirn eher, außer Sie strengen sich so dermaßen an, den Mörder vor der Polizei zu finden. Quizsendungen sind dagegen anregend und aktivieren unser Hirn, wenn Sie von zu Hause aus mitspielen, dann bemühen Sie sich auch die kniffeligsten Fragen zu lösen, bevor Sie es vom Moderator erfahren. Das macht auf alle Fälle viel mehr Sinn, Spaß auch noch und das Gehirn freut's und Sie auch, wenn Sie immer mehr Wissen anhäufen. Wissenssendungen anschauen hilft Ihnen, oder auch von den Kontinenten die Länder und davon wieder die Bundesländer lernen und von denen wieder die Hauptstädte. Gut merken kann man sich's, wenn man alles aufschreibt. Denn alles Geschriebene kann man noch besser abspeichern und man kann es immer und immer wieder durchlesen und weiterlernen. Wenn dann in einer Quizsendung so eine Frage kommt, die Sie erst kürzlich gelernt haben, können Sie sich so richtig freuen. Darum zahlt es sich immer aus, sich mit vielen verschiedenen Lernmöglichkeiten zu befassen. Falls Sie nun meinen, dass ich Ihnen von Dingen erzähle, die Sie vielleicht schon öfter irgendwo gelesen oder gehört haben, dann hören Sie aber bitte nicht auf hier weiterzulesen. Ich habe Ihnen noch sehr viel zu zeigen und zu sagen und einiges wird für Sie neu sein und sogar mit großer Wirkung.

Ich erzähle und zeige Ihnen im zweiten Teil des Buches Methoden, wie Sie Ihr Gehirn, Ihre Augen und das Gehör wieder so weit auf „Vordermann" bringen könnten, wenn Sie das denn wollen, dass selbst Sie über diese enorme Verbesserung staunen werden. Natürlich bekommen Sie das nicht einfach so am Tablett serviert. Erfolg muss man sich schon verdienen und Sie können eines Tages Ihren eigenen Erfolg feiern. Wenn Sie auch nur täglich eine ½ Stunde Ihren speziellen Übungen widmen, werden Sie nach 3 Wochen erste kleine Erfolge verspüren. Sie müssen diese Verbesserung wollen, Sie allein können für Ihre Gehirnleistung wirklich Großartiges vollbringen. Sie dürfen Ihrem Körper vertrauen und Ihren Selbstheilungskräften, dass Ihr ganzer Organismus alles annimmt und mit Ihrer Hilfe eine gravierende Besserung möglich macht.

Wenn Ihnen ein aktives Gehirn was wert ist, dann werden Sie gerne sehr viel dafür tun, dass es ganz lange gesund und „lebendig" bleibt. Denn nur Sie können das Allermeiste für die Frische Ihres Gehirns tun. Somit können Sie auch sicher sein, dass Sie noch ganz lange viel Freude mit Ihrer Familie haben werden.

Es ist ja erwiesen, dass fast alles nur an uns selbst liegt, wie es uns in Zukunft geht, also auch an Ihnen, wie es Ihnen in Zukunft geht. Nun können Sie sich eigentlich jetzt schon aussuchen, was Sie lieber haben, etwas für ein fittes Gehirn zu tun, oder eben nicht. Wenn Sie wirklich bestrebt sind, für sich und Ihre Gehirntätigkeit einiges zu tun, dann haben Sie auf alle Fälle schon einmal die Nase vorne!! Sie sind ein gutes Beispiel dafür, anderen könnte es auch so gut gehen, wenn sie bei sich selbst „Hand anlegen" würden. Nur die Bequemlichkeit und das mangelnde Vertrauen in sich selbst, bringen viele Menschen in ihre schmerzlichen Zustände und sogar in die Vergesslichkeit. Sobald Sie für sich selbst was tun, nimmt das Ihr Körper doppelt so freudig an, als wenn Sie Medikamente einnehmen würden.

„Ich kann nicht ohne mein Gehirn, mein Gehirn kann nicht ohne mich, bzw. ohne mein dazu tun."

Es ist eine win-win Situation, gebe ich meinem Gehirn Gutes, werde ich auch Gutes zurückbekommen. Es liegt alles immer an unserer Denkweise, wie wir darüber denken und wie sich das anfühlt, wenn wir darüber nachdenken, selbst für uns etwas zu tun, was dann auch noch einen großartigen Erfolg hervorbringen kann. Fühlen Sie einfach in sich hinein, ob Ihnen dieser bestimmte Gedanke ein gutes Gefühl gibt, oder bekommen Sie es mit der Angst zu tun, dass auch Sie was ganz Besonderes an Ihnen selbst bewerkstelligen könnten. Haben Sie einfach zu wenig Vertrauen zu sich selbst, zu Ihrem Körper?? Wenn das so ist, dann lassen Sie es doch auf einen Versuch ankommen und machen Sie einmal für 4 Wochen ein kleines Programm, welches für Sie gut überschaubar ist. Wenn Sie nie was Neues ausprobieren, erfahren Sie auch nie, ob Sie es könnten.

Sollte es Ihnen nach den 4 Wochen „Probezeit" absolut nicht, aber auch gar nicht zugesagt haben, dann lassen Sie es und warten auf einen geeigneteren Zeitpunkt, wo Sie das Verlangen danach spüren, mehr für sich selbst zu tun. Vielleicht kommt irgendwann auch für Sie der richtige Zeitpunkt. Ihr Gehirn wird sich hoffentlich zeitig genug bei Ihnen melden, wenn es eine zusätzliche gute Behandlung oder bessere Ernährung braucht. Natürlich sind Sie nicht allein, dass Sie damit noch nicht so recht etwas anfangen können, mit „selbst machen" und so. Viele meinen, wenn es dann einmal so weit ist, dann gibt mir mein Doktor schon was „Gutes…" Wenn es so viel „Gutes" gäbe, wären die Heime nicht so überfüllt…

Wenn Menschen jetzt noch nicht vorbeugen möchten, nichts selbst zur eigenen Gesundheit beitragen wollen und alternative Heilmethoden ablehnen, ist das ihr gutes Recht. Wenn sie das in sich so fühlen, wenn sie in ihr Leben, wie es von allein läuft nicht eingreifen wollen, aus welchen Gründen auch immer. Ich persönlich habe mich dazu entschlossen gesund älter zu werden und andere entscheiden sich für ein anderes Leben. Vielleicht auch Schicksal was im Inneren gefühlt wird. Sie stehen auch dazu und leben Ihr Leben egal wie es letztendlich verläuft. Womit könnten Sie noch dazu „beisteuern" zu einer enormen Besserung Ihrer Gehirnaktivität? Sie erahnen es schon, dass es noch etwas gibt, und zwar eine ausgeklügelte und gut abgestimmte Ernährung speziell für unser Gehirn. Natürlich immer frisch gekochtes Gemüse und viel Blattsalat, darüber aber in einem gesonderten Kapitel mehr.

. Sie können alle Übungen und verschiedene Programme in Ihren Alltag einfließen lassen. Diese Fingerhaltungen, **MUDRAS** genannt, können für Sie so selbstverständlich werden, dass Sie, ohne extra dran zu denken, das eine oder andere Gehirntraining machen. Sie können alles in Spaß und Freude einpacken, sodass Ihnen Ihr zukünftiges Leben wunderbare neue Aufgaben liefert, die Sie mit Freude durchführen können, ohne jegliche Belastung. Sie könnten an Alles mit Freude dran gehen, dann ist der Erfolg gleich viel schöner und die Glückshormone werden geradezu aus Ihren Augen leuchten.

Sind Sie ein sehr gewissenhafter Mensch und können diese Ordnung auch leben? Oder wird Ihnen durch den/die Partner/in immer wieder alles durcheinandergebracht und Sie befinden sich immer wieder im Chaos? Resignieren Sie und sagen: *„jetzt ist mir auch schön langsam alles egal."*? Kann es sein, dass Sie wohl vieles machen möchten aber Ihr Umfeld von Ihnen ganz etwas anderes will und Sie nie das machen können, was Sie eigentlich wirklich machen wollen? Denken Sie einmal genau darüber nach, ob Sie nicht doch alles umkehren können, um letztendlich doch das zu tun, was Sie schon lange machen möchten. Es könnte nämlich sein, dass Sie einfach nur Ihre Gedankenspur ändern sollten, einfach einen anderen „Weg" einschlagen, an Möglichkeiten denken, mit denen es Ihnen besser geht. Denn wenn Sie nicht mehr daran denken „müssen", was Sie nicht haben und nie haben werden, aber gerne machen würden, wäre der Weg für Sie gar nicht versperrt. Aber da Sie immer an das denken, was Sie nicht haben, versperren Sie sich sämtliche Möglichkeiten zu einer Verbesserung.

Bleiben wir bei der Gesundheit, Sie möchten einen gesünderen Lebensstil, eine gesündere Ernährung, Lebensmittel aus biologischem Anbau. Getreide und Gemüse die speziell für die Gehirnleistung und sonstige Gesunderhaltung gut sind. Ihr/e Partner/in macht nicht mit. Sie möchten mehr alternative Heilmethoden anwenden, möchten mehr für Sich selbst tun, aber dafür wird kein Verständnis aufgebracht. Immer werden Ihre Pläne wieder zerstört und Sie resignieren schon wieder und sagen, *„das funktioniert bei mir nicht"*. Wenn Sie das wirklich möchten, dann lenken Sie Ihre Gedanken einmal in eine ganz andere Richtung als bisher.

Also weg von dem, *„bei mir funktioniert das nicht"*. Sie können anfangen, zu sich selbst immer wieder zu sagen *„ich möchte gerne gesünder leben und alles für meine Gesundheit tun, was ich dazu beitragen kann"*. Das ist doch schon ein Anfang und an das andere denken Sie ganz einfach nicht mehr. Mehr darüber im Kapitel Gesunde Gedanken.

Solange Sie immer nur die/der „Leidtragende" sind, solange wird es eher schlechter, statt besser. Gehen Sie einfach im Geiste in eine andere Richtung, werfen Sie Ihr „Netz" einmal auf einem anderen „Platz" aus als sonst. Sie werden vielleicht staunen, was Sie da alles Wertvolles „fangen" können. Vielleicht bekommen Sie ja etwas, das Sie sich gar nie zu wünschen gewagt haben. Alles ist Sache Ihrer Sichtweise und Ihnen fällt in Zukunft vielleicht alles viel leichter und Sie können in Zukunft auch über alle Ihre

Wunschvorstellungen reden, sie direkt aussprechen. Jeder hat das Recht Wünsche zu äußern.

Probieren Sie es einfach einmal aus!

Eh' wurscht Ansicht

Vielleicht sind Sie von Haus aus jemand, der/die für ein gesundes Leben wenig Sinn hat, dem/der alles eher egal ist. Wenn es Ihnen auch egal ist, was Ihnen Ihr Arzt geraten hat zu unterlassen, oder was für Medikamente er Ihnen verschreibt, ist es Ihnen wahrscheinlich auch egal wie viel Tabletten Sie momentan einnehmen. Hauptsache Sie haben wieder eine Zeit lang Ruhe vor den Schmerzen und können wieder so weitermachen wie bisher. Sie machen sich auch keine Gedanken wo die Lebensmittel hergestellt oder erzeugt werden die Sie essen, Hauptsache es schmeckt. Es ist Ihnen auch egal wie viel Sie essen oder was und wieviel Sie trinken. Ihnen ist es wichtig, dass es Ihnen im Moment gut geht und dass Sie nicht beunruhigt sein müssen, denn eine schlimme Erkrankung konnte der Arzt bei der letzten Untersuchung ausschließen. Dann ist es ziemlich sicher, dass Sie auch keinerlei Interesse an alternativen Methoden haben werden, vor allem nicht an denen, wo Sie auch noch selbst was machen müssten. Es wäre Ihnen auch egal, wenn Sie erkranken würden, Sie aber niemanden hätten der Sie pflegt. Sie würden ohne weiteres in ein Heim gehen. Ich glaube, Sie geben sich dem allen hin mit der Aussage „da kann man halt nichts machen". Aber ich sage Ihnen zu Ihrem Trost, Sie sind nicht allein, genau wie Sie, denken und handeln leider sehr viele Menschen. Da viele so denken und so handeln, meinen auch sehr viele, dass das der richtige Weg ist. Aber wenn es einem mit 65,70,75 … nicht mehr gut geht und wir aber 100 werden können, egal wie, auch ohne gesunde Lebensweise, ist das sicher trotzdem nicht der günstigste Weg. Sie ergeben sich Ihrem Schicksal und im Falle einer Krankheit werden Sie auch noch bedauert. Sie möchten an Ihrem Leben, an der Lebensweise, am Ess- und Trinkverhalten absolut nichts verändern bzw. verbessern. Sie möchten weiterhin auf nichts verzichten, nur auf Ihre wertvolle Gesundheit auf die verzichten Sie „freiwillig". Sonst ist ja alles andere gesichert, vor allem Ihre liebgewonnenen Gewohnheiten.

Es ist Ihr Leben, aber es ist sehr schade, wenn Sie es mit Füßen treten. Die Liebe zu Ihrem Leben, zu Ihrer Gesundheit ist Ihnen absolut nichts wert. Schade, dass Sie ein ganzes Leben lang nie in den Genuss gekommen sind, Ihren Körper, Ihre Seele, und vor allem sich selbst zu lieben, mit allen Fehlern und Macken. Denn wenn

Ihr Körper, Ihre Gesundheit Ihnen auch nur ein bisschen was wert wäre, würden Sie von nun an, einiges weglassen und einiges Gutes dazu tun, um doch noch eine bessere Lebensqualität zu erlangen. Überlegen Sie es sich noch einmal und denken Sie darüber nach, ob Ihr Leben wirklich nichts wert war, ob es wirklich nur zum Wegwerfen ist. Überdenken Sie Ihr Leben, jetzt haben Sie noch eine Chance. Nehmen Sie den Wind, der eine Krankheit ganz schnell vorantreiben könnte, aus den Segeln. Nur Sie allein können das tun, für Ihren Körper, für Ihre Gesundheit. Steuern Sie Ihr Boot in eine andere, in eine neue, bessere Richtung. Ändern Sie Ihren Kurs und Sie können gestärkt, froh, gesünder und mit neuem Lebensmut älter werden.

Wenn Sie jetzt sagen, *„ich möchte schon noch lange daheim in meinen vier Wänden und in annehmbarer Gesundheit leben"* dann wandeln Sie Ihre Lebensweise um, Schritt für Schritt. Alles langsam angehen, damit es auch lange anhält. Wie lange Sie noch bei geistiger Frische Ihre Enkelkinder genießen können, kommt darauf an, was Sie für sich selbst alles tun wollen. Egal wie alt Sie sind, Sie könnten auch noch vollkommen fit Ihre Urenkel genießen, nur es ist halt an der Zeit, jetzt umzukehren, in 10 Jahren bringt es vielleicht nicht mehr viel. Es sollte Ihnen in Zukunft nicht egal sein was und wie viel Sie essen, was und wie viel Sie trinken und wie Sie leben. Räumen Sie in Ihren Gedanken auf, mehr darüber im kommenden Kapitel. Sie können auch mit Ihren Lebensgewohnheiten aufräumen. Einfach nur „Aufräumarbeit" leisten und schon haben Sie für Ihre Gesundheit genügend „gute Luft" zum Atmen. Sie gehen weiterhin vorwärts, aber mit anderen und zwar guten Gedanken und Sie kaufen sich nun Lebensmittel, die Ihr Leben bereichern. Sie möchten in Zukunft mit Menschen zusammenkommen, die auch dieselbe Gesinnung haben. Sie können ganz lange bei geistiger Frische an allem, was Spaß und Freude macht dabei sein. Unterschätzen Sie nicht die Fähigkeiten Ihres Körpers, er kann sehr viel für Sie tun, wenn Sie mitmachen und das auch wollen. Wichtig sind Ihre guten Gedanken und auch Ihr dazutun, um eine Kehrtwendung zu vollbringen. Machen Sie, was Sie gerne ändern wollen, um mit Körper, Geist und Seele, gesund, glücklich und zufrieden bis ins hohe Alter leben können.

Eine Heilströmübung: Während Sie hier lesen können Sie z.B. mit Ihrer linken Hand Ihre „linke Halsseite" halten. Das heißt, Sie legen die drei mittleren Finger sanft hinten an der Halswirbelsäule entlang an und den kleinen Finger legen Sie in das „Grübchen", das zwischen Kopf und Hals zu finden ist, genau am Schädelansatz. Nach 3-5 Minuten wechseln Sie auf die rechte Seite mit der rechten Hand bzw. mit den mittleren drei Fingern am Hals entlang halten und den kleinen Finger in das Grübchen, das ist der sogenannte Gehirnpunkt!! Alle Übungen kann man irgendwie nebenbei machen. Das ist eine Übung vom „Heilströmen". Wenn Sie diese Übung aber gesondert machen wollen, dann setzen oder legen Sie sich dazu hin. Das hat den Vorteil, dass Sie ganz entspannt sind, keine Ablenkung, kein Lärm, höchstens können Sie leichte Hintergrundmusik einschalten.

Bei der Gelegenheit können Sie Ihre Gedanken auf „Vordermann" bringen. Sobald Sie Angst haben, dass Ihr Gehirn Sie verlassen könnte und Sie sich immer wieder sagen: „ich habe Angst dement zu werden", haben Sie schon sehr schlechte Karten. Es ist allerhöchste Zeit, dass Sie so etwas sofort „behandeln". Was glauben Sie wird Ihnen so eine Aussage bringen? Nur noch mehr Angst wird Sie Ihnen machen, einen Gedankenfehler nach dem anderen und bald wird es in Ihrem Kopf wie in einem Karussell rattern.

Denn Ihre Gedanken werden sich nur um ein Thema drehen und die machen krank, Ihre negativen und ängstlichen Gedanken.

Sinnvolle Gedanken,

sind das Grundkostüm von einem schönen Leben!

Positives Denken ist leider immer noch ein Thema, das viele Menschen einfach ignorieren nichts davon hören oder sich absolut nicht damit befassen wollen. Es gäbe viel weniger Kummer, Leid, Ärger und was es sonst noch an unangenehmen Dingen gibt, wenn noch mehr Menschen ihre Denkweise vom Negativen auf die Positive Seite umpolen würden. Das ganze Leben könnte für Viele schöner und in ruhigeren Bahnen verlaufen, es könnte mehr Glück, Freude, innere Ausgeglichenheit und Harmonie in das Leben einzelner und in die Familien kommen.

Wenn Sie irgendeine Krankheit diagnostiziert bekommen, die bei anderen schon dramatische Folgen hatte, erschauern Sie schon, wenn Sie nur den Namen der Krankheit hören. Im ersten Moment denken Sie natürlich nur an das Schlimmste. Auch eine Woche später lassen Sie noch keinen positiven Gedanken zu, weil Sie sich sagen: *„ich habe noch nie gehört, dass diese Krankheit geheilt werden konnte"*. Na und, das heißt ja noch gar nichts! Dann sind Sie halt die oder der Erste die/der sich von dieser heimtückischen Krankheit wieder löst. Ihnen wird die Chance gegeben, aus der Krankheit etwas zu lernen. Meistens wird man nicht grundlos krank, somit haben Sie eine Chance bekommen sich selbst, um das wie und warum zu fragen und dann danach zu handeln. Sie können nun beginnen Ihre Gedanken, die im Moment noch sehr durcheinander sind, umzuprogrammieren, das heißt, sich von allem, was Ihnen schadet, zu verabschieden, vor allem von den krankmachenden Gedanken. Sie sagen immer und immer wieder X-Mal am Tag: *„ICH BIN GESUND!!"* Egal wie krank sie im Moment sind.

Ihr Körper verfügt über ganz viele Selbstheilungskräfte, nur um diese wirksam werden zu lassen braucht Ihr Körper dringend Ihre Hilfe!! Sie könnten jetzt in so einer Situation die Krankheit auf alle Fälle nicht mehr beim Namen nennen, nicht mehr von der Krankheit und ihren unheimlichen Möglichkeiten erzählen, aber egal wie diese Krankheit heißt, lassen Sie sich nicht von ihr entmutigen und in den Keller hinunterziehen. Sie haben jetzt die Möglichkeit, sich mit der Krankheit zusammenzutun, sie zu akzeptieren, dass sie jetzt da ist, dass sie, die Krankheit, eines Tages wieder „auszieht", damit

Sie weiterhin ein beschwerdefreies Leben leben können.

Wie lange Ihre Gesundung dauern wird, das bestimmt Ihr Körper. Aber mit Ihrem intensiven Einsatz sind Sie sicher schnell wieder auf dem Weg der Besserung. Also, Ihr aktiver Einsatz ist nun von Nöten und Sie werden von nun an alles, aber auch wirklich alles tun um das Boot, das auf Grund gelaufen ist, wieder flott zu bekommen. Ihre Hilfe für Ihren Körper ist nun das Allerwichtigste!!

Nun kommen wir wieder zum umprogrammieren, das heißt, alles, was Sie bis jetzt in negative Worte und Sätze gefasst haben, wird jetzt von Ihnen in positive, wertvolle, sinnvolle und gute Gedanken und Worte verwandelt.

„Du, Du nur Du allein, kannst Dein eigener Heiler sein!"

Es kommt wirklich nur auf Sie ganz allein drauf an wohin Sie Ihre Gedanken lenken. Umso zielgerichteter Sie Ihre Gedanken, den Wunsch auf Wiedergesundung formulieren, umso eher wird eine positive Veränderung in Ihrem Leben, in Ihrem Körper stattfinden. Sie können Ihren Wunsch auch ausschmücken und ihn voller Inbrunst und voller Vorfreude laut sagen. Die Hoffnung und das Vertrauen auf Gesundung müssen unbedingt mitschwingen, Sie sollten immer davon überzeugt sein, dass der Wunsch in Erfüllung geht. Ihre Überzeugung, Ihr Vertrauen in Ihren Körper, in sich selbst und in Ihre Selbstheilungskräfte muss zu spüren sein.

Sie sollten Ihr Ziel-Bild (Gesundung) mit einem intensiven Gefühl der Vorfreude genau vor Augen haben und nur kurze und ganz einfache Sätze bilden. Nur das hineinbringen was Ihnen wirklich wichtig ist, z.B. „Ich wünsche mir meine Gesundheit zurück, ich freue mich schon sehr auf meine bevorstehende Reise in den Urlaub". <u>Ihre nächsten Ziele sind wichtig!</u> Oder: *„Ich bin gesund und freue mich auf unsere wunderbare Reise nach... mit meiner\m geliebten Partner\in"*. Egal wie Sie Ihren Satz bilden, was eintreten soll, Sie sollen den Satz immer so formulieren, als wäre Ihr Wunsch schon in Erfüllung gegangen, wie als wenn es morgen schon losginge. Wenn Sie all das kurz und knapp formulieren, was Ihnen lieb und wirklich wichtig ist, dann werden neue Synapsen gebildet und neue Gehirnareale aktiviert. Aber Ihre positiven Sätze müssen immer von Ihrer Begeisterung begleitet sein, sonst glaubt das Gehirn oder Ihr Unterbewusstsein, dass es Ihnen gar nicht so wichtig ist.

Befassen Sie sich nie mehr mit Gedanken und Dingen, die Sie nicht haben möchten wie zum Beispiel folgende Aussage, die vollkommen verkehrt ist: *„ich möchte nicht krank werden oder sein".* Unser innerer Denkapparat registriert und kennt keine Verneinung, wenn „nicht" wegfällt, dann heißt dieser Wunsch: *„ich möchte krank werden"* wie fatal! Wenn dieser Satz oft genug ausgesprochen wird, kann es zur Katastrophe kommen. Also befassen Sie sich von nun an nicht mehr mit etwas das Sie gar nicht haben möchten. Sei es gedanklich oder ausgesprochen, es ist nie gut über Dinge zu reden oder auch zu schimpfen die man nicht haben möchte. Einfach ausblenden und an schöne Dinge denken und von netten Sachen reden. An das Gehirn immer nur kurze und knappe „Befehle" geben, z.B. *„Schluss mit dem Stress"* ist so weit gut, aber das Wort Stress ist auch negativ besetzt, darum werden Sie nur noch sagen: „ich werde in Zukunft viel mehr Zeit und Ruhe für mich aufbringen".

Unser Gehirn braucht immer Anregungen, „Befehle" und Ruhepausen, aber es kann Stress zu keiner Zeit gebrauchen. Stress ist für Gehirn, Organe, Nerven, Verdauung, Blutdruck und für die ganze Gesunderhaltung krankmachend. Bemühen Sie sich mehr und mehr zur Ruhe zu kommen und fragen Sie sich einmal, ob alles, was Sie machen, womit Sie sich stressen, wirklich notwendig ist.

Fragen Sie sich auch öfter einmal, „was brauche ich wirklich?" z.B. um glücklich zu sein, um gesund zu sein, um zufrieden zu sein, um wieder Freude zu empfinden. Folgendes können Sie sehr oft am Tag sagen: „Ich danke dafür, dass ich von Kopf bis Fuß glücklich und gesund bin."

Auch wenn Ihr momentaner Zustand ein anderer ist, wünschen sollen Sie sich das trotzdem immer, und zwar recht oft. Es überwiegt immer das, was Sie sich von Herzen wünschen und was Sie aus tiefster Seele heraus und mit Begeisterung sagen oder „hinausschreien" möchten. Auch das ist möglich, falls Sie allein leben, können Sie alles laut vor sich hersagen, das macht alles noch intensiver. Denn Sie sollten die positiven Sätze immer so wählen, und davon so sehr überzeugt sein, dass es für Sie das Selbstverständlichste ist, darüber nur mit den besten Worten zu denken und zu reden. Es sollte jedem Menschen bewusst sein, dass alle negativen Gedanken, auch nur kurz gedacht oder ausgesprochen, einen wieder ein Stück weit zurückfallen lassen. Tagelange „Arbeit" mit der „Positiven Gedankenlehre" kann so zunichte gemacht werden. Darum ist es so wichtig, dass Sie dabei begeistert und fröhlich sind, denn in Gedanken ist der Wunsch schon erfüllt! Der Wunsch des Glücklichseins am ganzen Körper, also von Kopf bis Fuß. Trauen Sie sich einfach, Sie werden mit nichts „bestraft" nur weil Sie so einen „kühnen Satz" immer wieder sagen. Dankbarkeit ist wichtig, denn Sie sind ja auch vollkommen davon überzeugt, dass von nun an alles gut wird, Kraft Ihrer guten Gedanken und Ihrer Selbstheilungskräfte, die Sie von nun an auch mobilisieren. Sie hatten bis jetzt immer in die verkehrte Richtung gedacht, Sie haben Ihr Unterbewusstsein sehr lange Zeit immer mit Ängsten und negativen Gedanken „gefüttert". Nun möchten Sie daran was ändern, das ist super für Sie und auch lobenswert. Nur diese Programmierung hat sich schon richtig eingenistet und „daheim" gefühlt. Das Unterbewusstsein speichert alles, was es ständig hört, und darum meinte es auch das ist ein Wunsch von Ihnen, darum hat es all die ängstlichen und negativen Gedanken von Ihnen sicher gespeichert und das schon seit Jahren. Nun soll das alles umgekehrt und in eine andere Richtung gebracht werden. Sie können sich schon vorstellen, dass das nicht von jetzt auf gleich geht, niemals.

So ein „Umprogrammieren" ist ein Prozess und der braucht Zeit, viel Zeit. Aber wenn Sie diese Zeit aufbringen, wenn Sie sich für Ihre Gesundheit diese Zeit nehmen, wenn Sie sich das wirklich wert sind, dann werden Sie nach geraumer Zeit, kleine erste Erfolge erzielen können.

Es liegt einzig und allein an Ihnen und Ihrer Geduld, nur Sie können das ändern und was sehr Gutes daraus machen. Der Erfolg stellt sich ein, ganz sicher sogar, denn Sie wissen es ja jetzt, nur die guten Gedanken bringen Sie dorthin, wohin Sie wollen. Zu Ihrem Glück, zu Ihrer Freude, zu Ihrer Gesundheit von Kopf bis zu den Füßen und zu Ihrem Erfolg, was auch immer Sie vorhaben und machen möchten, wird in eine gute Richtung geleitet. Zu früh aufgeben und in das alte Muster zurückfallen wäre fatal und sehr schade, denn die Chancen stehen für Sie sehr gut, wenn Sie es wollen. Es nützt Ihnen nichts, wenn Ihre positiven Gedanken nur bis zur nächsten „Türe" reichen und dann ist wieder alles beim Alten. Ihre guten Gedanken dürfen Sie immer und überall hin mitnehmen, zu allen Menschen, denen Sie begegnen, ins Auto, auf eine Wanderung und überall hin egal wo Sie sich aufhalten. Urlaub, Flugreise, Arbeit usw. Sie könnten diese guten Gedanken „inhalieren", sie dürfen einfach Teil von Ihnen werden. Gut über sich selbst, über andere und über alles Mögliche zu denken, darf selbstverständlich und so normal werden wie essen und trinken, schlafen, wach sein, usw. Was Sie zu jeder Zeit sagen könnten. <u>Ich wünsche mir für mein ganzes Leben, für das kommende Jahr, für das kommende Monat, für den morgigen Tag, dass es mir bei allem, was ich mache, gut geht und dass ich mich dabei immer w o h l f ü h l e!!</u>

Wer keine Veränderung will, der lebt einfach so weiter wie bisher. Viele Menschen sind damit auch zufrieden, sie jammern manchmal, aber sich für etwas zu „plagen" etwas „extra" zu machen, das wollen sie auch nicht. Außerdem weiß ja niemand im Voraus, ob es wirklich was bringt, meist fehlt das Vertrauen in den eigenen Körper und daher werden lieber Medikamente eingenommen, die aber allein vielleicht zu wenig sind. Jeder soll sich dorthin bewegen, wo er/sie ein gutes Gefühl hat, alles hat seine Berechtigung.

Die Pflege der Gedanken ist ebenso wichtig wie die Pflege des Körpers. Denn gut gepflegte Gedanken führen zu einer deutlich höheren Lebensqualität.

Extra Ernährung fürs obere Stübchen??

Was denn noch alles!? *Ernährung für unser Hirn??*

Sie haben schon richtig gelesen, es gibt Gemüse, Obst, Fisch, Fleisch, das ist nichts Neues, aber in manchen von diesen Lebensmitteln stecken besonders viele Wirkstoffe, die ganz besonders gut und sehr effektiv auf unser Gehirn wirken. Vor allem B–Vitamine, Spurenelemente und Mineralstoffe die unser Gehirn ganz speziell braucht. Womit wir richtig fit und rege bleiben können. Wenn wir regelmäßig diese speziellen Produkte in unseren Speiseplan einbeziehen, können alle Verbindungen und Synapsen untereinander besser harmonieren und funktionieren, sodass Sie an Krankheiten so schnell nicht mehr denken brauchen. Über diese „kluge Ernährung" gibt es ein gesondertes Buch. Den Titel des Buches führe ich ganz am Ende an.

Ich verrate nicht zu viel, wenn ich sage, dass z.B. Lammfleisch, Makrele und Lachs „gute Noten" haben in punkto gute Ernährung fürs Gehirn. Vom Gemüse der Blumenkohl, Rote Bete, Radicchio, Spargel usw. Ich kann Ihnen nur einige davon aufzählen, wichtig zu erwähnen sind noch die Hülsenfrüchte als gesunde fettfreie Eiweißlieferanten. All diese Produkte und noch Vieles mehr spielen eine riesengroße Rolle bei der Verbesserung unserer Gehirnleistung.

Da Radicchio ein sehr bitterer Salat ist, ist es vorteilhaft ihn kleinzuschneiden und unter andere Salate mischen. Die Bitterstoffe sind sehr gesund, da sie Leber und Galle anregen, aktiver zu arbeiten. Durch spezielle und gesunde Ernährung können die Gehirnzellen ihre Signale besser austauschen. Eier, steigern nicht, wie immer angenommen den Cholesterinspiegel, sondern frische!! Eier sind gesund, denn sie enthalten das *Acetylcholin,* das die Gehirnfunktionen regulieren. Dagegen wirken sich Milchprodukte *gar nicht günstig* aus. Es ist besser die Menge, die Sie bis jetzt zu sich nehmen, um die Hälfte zu reduzieren.

Noch eine kleine Fettkunde: *Weniger Fett verlängert* das Leben und bringt die Figur wieder in Form. Fett lagert sich, für uns *nicht* sichtbar in den *Gefäßinnenwänden* ab. Was früher oder später zu einem Schlaganfall und Herzinfarkt führen kann. Fett raubt uns auch unsere geistige Frische! In den „Wänden" von unseren Gehirnzellen liegen feine Kanäle, die unsere Gedanken transportieren. Aber das *Zuviel* an Fett legt sich *davor* ab und das Denken wird *immer zäher*, einfach nur durch zu üppige Kost. Fett können wir im Alter nicht mehr so gut *verbrennen*, dadurch ist es nur noch *eine große Belastung für* unseren ganzen Organismus. Aber es gibt Abhilfe, Sie brauchen nur Ihren Fett- und Fleisch-Konsum *halbieren* und sich um das *doppelte* bewegen. Dadurch werden Sie rundum fitter, gesünder und unternehmungslustiger. Aber Achtung, auch ein zu viel an Kohlehydraten (Nudeln; Brot usw.) wird, wenn nicht woanders gebraucht, in Fett umgewandelt. Wenn Sie sich für eine fettärmere und somit gesündere Kost entscheiden, können sich Ihre Organe *erholen,* sie sind dann weniger Strapazen ausgesetzt. Dadurch werden Entzündungen in den *Gelenken* wieder eingedämmt. Ihre Schmerzen werden *weniger*, Sie brauchen keine Ersatzteile, Ihr Gehirn profitiert und Sie haben sicher ein schönes und freudvolles Leben vor sich.

Vieles wäre so einfach, wenn der Mensch leichter auf einiges verzichten könnte und einiges dazu tun würde was guttut und wichtig ist. Keiner möchte auf sein gewohntes Essen verzichten, aber Fett einzusparen ist nicht so kompliziert. Sie brauchen einfach nur alles genau lesen, der Fettanteil steht auf jeder Packung drauf.

Einschränken von Fleisch egal wie fett es ist, ist sowieso von Vorteil. Wurst ist wegen der Gewürze für das Gehirn sehr umstritten und außerdem sieht man das darin enthaltene Fett nicht. Fette Käse und Aufstriche reduzieren, sie sind meist sehr gesund, stellen sich aber als *reine Kalorienbomben* heraus. Dazu gibt es eine ganz einfache Formel:

Lassen Sie   alles weg, was Ihnen nicht guttut und essen Sie von dem, was Sie gesund erhält, eine angemessene Menge.

Wenn Sie Fleisch, anstatt zu panieren, es besser Natur in der Pfanne braten, tun Sie sich was Gutes. Wenn Sie dann noch *gutes Pflanzenöl* dafür verwenden, das auch genügend Hitze aushält ist es sehr gut. Um Ihre täglichen Salate zu marinieren können Sie aber die noch *besseren Pflanzenöle* verwenden, diese aber nie erhitzen und auch nur kühl lagern.

Glutamat ist sehr umstritten und wir sollten vieles reduzieren oder sogar meiden wo Glutamat als Würze verwendet wird. Wurst, Hefeextrakt, Fertiggerichte, Parmesan, Schinken und viele mehr. Mit Glutamat-haltigen Produkten ernähren wir uns schlecht. Die Ursache der Alzheimer'schen Krankheit ist noch nicht erforscht, aber es wurde festgestellt, dass

Glutamat für die Gehirnzellen schlecht ist und es womöglich langfristig sogar schädigend wirkt.

In der chinesischen Gesundheitslehre spricht man von Milz-Pankreas und Milz-Bauchspeicheldrüsen, sie haben miteinander *einen Meridian*, auch Energieleiter genannt. Milz und Magen haben die Aufgabe aus der Nahrung Energie bzw. Wärme herauszuholen.

Zu *viel süß-kalt* Getränke bzw. Säfte aller Art *schwächen die Milz*-Bauchspeicheldrüsen-Energie. Die *Herz-Energie* wird dadurch sehr gekühlt und was noch schlimmer ist, die *geistige Aktivität wird gedämpft.* Wir sollten alle Fette und Zucker drastisch *reduzieren*.

Ich habe was Interessantes über die Milz-Pankreas-Energie zu sagen: *Der Heißhunger* nach Süßem, überfällt einen „schlagartig", warum ist das so? Sehr oft ist Stress im Spiel, in stressigen Situationen gerät so manches im Körper, in den Organen, in ein Chaos, ein Ungleichgewicht. Aber den Heißhunger nach Süßem löst unsere Milz aus. Unsere Milz steht im direkten Zusammenhang mit unserer Bauchspeicheldrüse, sie haben zusammen dieselbe Energiebahn, das dürfen Sie sich merken. Wenn die Milz und Bauchspeicheldrüse *überfordert* sind, dann kommt der Hilfeschrei in Form von Heißhunger!

Dadurch wird alles noch schlimmer. Wir Europäer haben das noch nicht so verstanden, aber die Chinesen beschreiben diesem Heißhunger folgendermaßen: Wenn die Milz um Hilfe „schreit", nach etwas Süßem, dann möchte sie *nichts anderes und wirklich gar nichts anderes* als nur gesundes Vollwertiges aus *Vollkorngetreide*. Woraus *sie sich selbst dann den Zucker aus Getreide umbaut,* den sie bzw. auch die Bauchspeicheldrüse wirklich gebrauchen können, *also gesunden Zucker.* Aber von uns Europäern bekommen die Milz und die Bauchspeicheldrüse bei einer Heißhunger Attacke Süßigkeiten, Torten, Kuchen, Marmelade und Co. Dadurch werden Milz-Pankreas immer schwächer und senden weiterhin Hilferufe in Form von Heißhunger aus. Es ist ein Teufelskreis, aber aus dem können Sie entkommen, wenn Sie Ihrer Milz helfen und öfter Vollkornprodukte essen und der Milz mit Zufuhr von *guten Energien* helfen, was Sie selbst machen können.

Auf Seite 130 wird die Mudra und auf Seite 145 das Heilströmen gegen Heißhunger genau beschrieben. Wenn Sie das jeden Tag oder jeden zweiten Tag über ein paar Wochen oder drei Monate machen, dann können Ihre Milz und Ihre Bauchspeicheldrüse endlich wieder jubeln. Und

Sie haben weniger Geldausgaben für Süßigkeiten, weniger Stress mit der Gewichtszunahme und die Kleidung passt ein bisschen länger.

Wir leben nicht um zu essen, sondern wir essen, um zu leben

Wenn Sie mögen dann können Sie Ihre Ernährung auf mehr Vollwert, weniger Fett und Zucker umstellen, dann haben Sie gegen eine sich einschleichende Diabetes schon gewonnen. Wenn Sie bis jetzt der Meinung waren, dass Sie sich ja sowieso sehr gesund ernähren, dann sind Sie genau der Meinung, der ich auch bisher war.

Mein Mann und ich dachten immer, wenn wir uns vielseitig ernähren, mit wenig Fleisch und dafür von mehr Gemüse und Obst, dann brauchen wir keine zusätzlichen Nahrungsergänzungsmittel. Aber wir wurden von jemandem eines Besseren belehrt der sich schon jahrelang mit heimischen Gemüsesorten, heimischem Obst und Getreide befasst.

Von den Ackerböden wird viel zu viel herausgeholt, Salat wird 2-3 Mal im Jahr am gleichen Feld angebaut, die Böden sind ausgelaugt und können das nicht mehr hergeben wie früher. Die ganzen Mineralien sind ausgelaugt und erschöpft und 1m² Acker verfügt eben nur über eine bestimmte Menge. Von

Obstbäumen und Getreidefeldern wird die 3-fache Menge verlangt im Gegensatz zu früher. Es werden Bäume und Beerensträucher extra gezüchtet die mehr Ertrag bringen sollen, aber die Qualität leidet.

Spurenelemente findet man kaum noch in der Natur. Dadurch bekommen wir auch bei noch so gesunder Ernährung zu wenig Vitamine und Mineralien. Aber wir brauchen sie täglich! Ohne zusätzliche Nahrungsergänzungsmittel werden wir in Zukunft nicht auskommen, wenn wir gesund leben und bleiben wollen.

Vitamin-D können wir beim Älter werden sowieso nur mehr *ganz schwer selbst erzeugen* bzw. umwandeln, das nehmen zum Glück die meisten Menschen sowieso schon auf Anraten ihres Arztes ein. Aber ganz wichtig sind die B-Vitamine, dieser Mangel wird glaube ich nicht ernst genug genommen. Von den B -Vitaminen sollten Sie immer mit allen genügend versorgt sein, damit Sie immer auf der sicheren Seite sind. Aber Achtung, diese zusätzlichen Präparate, Vitamine und Mineralstoffe immer mit dem Arzt oder Heilpraktiker besprechen und unbedingt die genaue Dosis immer einhalten! Wenn Sie regelmäßig zur Blutkontrolle gehen, dann wissen der Arzt und Sie auch, welches Vitamin, welcher

Mineralstoff Ihnen überhaupt fehlt und ob Sie dafür genug einnehmen, zu viel oder zu wenig. Ein *zu viel* kann bei manchen Produkten genauso schaden wie ein *zu wenig*. Kaufen Sie die wichtigen Mineralstoffe und Vitamine und alle anderen Nahrungsergänzungsmittel nicht wahllos *ein und konsumieren Sie diese vor allem nicht* unkontrolliert.

Diese gesünderen Nahrungsmittel helfen nicht nur unserem Gehirn, sondern sie schützen uns auch vor Entzündungen und den freien Radikalen. Freie Radikale können durch Entzündungen im Körper entstehen oder durch Rauchen, Strahlung, Ozoneinwirkung oder durch Einnahme diverser Medikamente.

Noch eine kleine Information zum Thema vegetarische Kost: Ich höre von verschiedenen Seiten immer wieder, dass diese Art von Ernährung so teuer sei, so umständlich zu kochen sei usw. Über diese Aussagen kann ich nur staunen, denn davon stimmt kein einziges Wort. *Vegetarisch heißt ja nur das Fleisch weg zu lassen.* Sie kochen Ihre Kartoffeln, Nudeln (wenn möglich aus Vollkorn), wie gewohnt, Linsen sind auch eine gute Abwechslung, dann ein oder zwei Sorten Gemüse dazu wie z.B. Karotten, Brokkoli, Karfiol, gebratenen Sellerie, Auberginen, Zucchini usw. Eine Schüssel voll Salat mit gutem Öl angerichtet und Sie haben eine vollwertige Mahlzeit ohne Fleisch. Sie ist nicht teurer und auch nicht umständlicher zu machen.

Wir können uns *immer gesund* ernähren, denn auch gesunde Ernährung kann man sich sehr lecker und schmackhaft herrichten, sodass es einem an gar nichts fehlt. Mit grünen Kräutern kann man jedes Gericht auch noch optisch verfeinern. Denn das Auge isst ja auch mit. Wichtig ist, dass Ihnen jedes Gericht wirklich gut schmeckt, wenn Sie von nun an dann weniger am Teller haben. Denn wir brauchen keine Mengen mehr, dafür essen Sie es sehr langsam und genüsslich. Wir, in unserem vorgerückten Alter sollten uns schon für alles mehr Zeit lassen, das tut unserem strapazierten Nervenkostüm sehr sehr gut.

Essen und Trinken hält Leib und Seele zusammen, aber nur dann, wenn man auch noch den gesunden Menschenverstand dazu einschaltet und auf die Mengen achtet.

Wir sollten uns bestens ernähren, uns bestens an Allem erfreuen und uns bestens bewegen, um Krankheiten weit möglichst von uns fernzuhalten.

Um genug zu essen, brauche ich wahrscheinlich niemanden zu animieren, aber das Trinkverhalten lässt meist zu wünschen übrig. Auf so etwas Wichtiges wie das Trinken dürfen wir einfach nicht mehr vergessen! Das ist schon Grund genug, um für unser Gedächtnis baldmöglichst was zu tun.

Unser Gehirn besteht aus über **80%** Wasser, zu wenig Trinken bedeutet Stress für unsere Organe, Zellen und fürs Gehirn. Die Bandscheiben brauchen in der Nacht genügend Flüssigkeit, um sich in ruhiger Lage wieder vollsaugen zu können, darum sind wir in der Früh ein klein wenig grösser als am Abend davor. Aber nur, wenn genügend Flüssigkeit vorhanden ist. Die Nieren, die ständig ihre Entgiftungsarbeit meistern müssen zusehen, wie all die Medikamentenrückstände noch einmal und noch einmal im Körper zurückgehalten werden, weil keine Flüssigkeit da ist, um sie auszuscheiden und somit alle Körperfunktionen stark in Mitleidenschaft geraten und letztendlich Schaden nehmen können.

Eineinhalb bis zweieinhalb Liter, je nach Größe und Gewicht und das täglich. Eine kleine und zarte Frau, mit einer jugendlichen Figur von 50/55 Kilo braucht weniger als ein großgewachsener und kräftiger Mann mit vielleicht 95, 100 oder 110 Kilo.

Zahlt es sich aus, dass ich an meinem Leben noch was verbessere?

 Na und ob, wie ich meine, darum schreibe ich hier dieses Buch, denn jeder hat sein Leben zu einem großen Prozentsatz in seiner eigenen Hand. Daher hat jeder auch freie Hand, oder besser seinen freien Willen, um sich von Allem das Beste herauszuholen. Da Sie jetzt schon einiges erfahren haben, was Sie alles vorbeugend für Ihre gute Gehirnleistung machen können, werden Ihre Bedenken und Ihre Ängste sich jetzt endlich verabschiedet haben. Sie werden, wenn Sie einiges umsetzen, völlig „wach" Ihr zukünftiges Leben genießen können. Sie können in Zukunft alles machen was Ihnen Spaß und Freude macht und Ihrer Gesundheit guttut. Bei allem Tun unseren gesunden Menschenverstand, den jeder von uns bei der Geburt von unserem Schöpfer mitbekommen hat, einschalten, dann werden Sie genau das erreichen, was Sie gerne möchten: gesund ein hohes Alter erreichen.

Dass wir in Zukunft alle älter werden, ist längst bekannt, und wir wissen jetzt auch dass wir diese zukünftige Zeit mit Gelassenheit und frohen Mutes entgegensehen dürfen. Wir können vorbeugen, wir können was tun, jeder von uns.

Jeder einzelne darf sich, ein bisschen mehr als sonst, um die Gesundheit, um die eigene Gesunderhaltung bemühen. Das ist doch wunderbar, jeder darf selbst entscheiden mit wie viel Engagement er/sie sich einsetzen möchte, für ein besseres Wohlbefinden. Es ist ja sowieso für uns und nur für uns selbst. So viel werden wir uns und unserer ganzen Gesundheit doch wert sein?!?!

D-S-H Denken- Sehen- Hören

Das gute Denken, das gute Sehen und das gute Hören, jeder weiß erst, wie wertvoll es war, wenn er/sie zwei davon verloren hat, das Sehen und Hören.

„Dreh den Fernseher lauter, ich versteh nichts…". Fast jeder kennt diese Aussage von den Eltern oder Großeltern und es wurde immer darüber gelacht. Nun geht es uns selbst so, dass wir zwar meist gut hören, aber das Verstehen kann Schwierigkeiten machen. Da wir uns aber immer nur so gut mit unserem Umfeld unterhalten können, wenn wir gut hören oder ein intaktes Hörgerät haben, sollten wir uns früh genug darum kümmern. Die Mediziner, die Traditionelle chinesische Medizin kurz TCM praktizieren, wissen, dass alle Meridiane in den Ohren zusammentreffen und so den Nierenmeridian „öffnen" können. Dieser Nierenmeridian ist für unser Leben ganz besonders wichtig, er ist sozusagen unsere „Lebensessenz." Einige Anleitungen, um selbst die Ohrenenergie und Nierenenergie wieder zu stärken, um wieder besser zu hören bzw. um wieder besser zu verstehen finden Sie im Teil 2 dieses Buches.

Sie brauchten bis jetzt nur eine Lesebrille, dann sind Sie sehr gut dran. Da zahlt es sich ja wirklich aus, dass Sie nicht nur für Ihre Ohren zusätzlich selbst was machen, sondern auch gleich für die Stärkung und die Gesunderhaltung Ihrer Augen auch. Es gibt leider viel zu viele Augenerkrankungen und wenn Sie noch im gesunden Zustand einiges vorbeugend dafür machen, dann werden Sie so manche Augenerkrankung auf Distanz halten können. Natürlich spielt die Vererbung auch eine große Rolle, aber Augen stärken kann man immer. Ein gutes Augenlicht zu haben, gut zu sehen, ist wertvoller als Sie im Moment meinen, das wissen auch die Betroffenen. Wenn Sie die alten Heilmethoden anwenden, die ich Ihnen im 2. Teil zeige, die können Sie mit einigen Handgriffen täglich anwenden, dann haben Sie noch lange einen super Durchblick. Und Sie können damit Ihr Denken, ihr Sehen und ihr Hören (Verstehen) D-S- H noch ganz lange gesund erhalten.

Wir möchten noch lange mit unseren Familien und Freunden Spaß an Unterhaltungen haben und weiterhin spannende Diskussionen führen, darum beugen Sie und ich vor. Wenn wir diese Sinne bei unserer Geburt nicht bekommen hätten, hätten wir viel Schönes in unserem Leben nie erfahren dürfen. Da glücklicherweise fast jeder die D-S-H nützen darf, können wir uns auch um die Gesunderhaltung besser kümmern. Mit unseren Augen können wir alles Wunderbare, Schöne, Erfreuliche usw. sehen. Mit unseren Ohren können wir die wunderbare Musik, die uns beliebt, hören, den Klang der Stimmen unserer Kinder und unserer Enkelkinder vernehmen und dem wunderbaren Gesang der Vögel lauschen.

Darüber können wir schon sehr glücklich sein, aber all das wäre zu wenig und brächte uns gar nichts, wenn nicht ein ganz besonderes Organ vollkommen intakt und gesund ist, nämlich unser Gehirn. Erst mit ihm können wir das Gehörte und Gesehene vermittelt bekommen in all seiner Schönheit, Lieblichkeit und Besonderheit. Das Gehirn ist es das, was uns alles erst „übersetzt", damit wir Freude an allem haben können. Es macht erst aus allem was Edles, dass wir dann ohne Ende genießen können.

Denken, Fühlen und Handeln müssen unbedingt im Einklang sein, dann braucht unser Gehirn weniger Energie, das ist auch für die Gesunderhaltung unseres Denkapparates sehr wichtig. Ein gesundes Gehirn ist mit allen Nervenverbindungen im Einklang und darum ist es so wichtig, dass wir uns sehr darum bemühen sollten, allen Stress, Ärger und Streit zu vermeiden!! Wir müssen nicht mehr auf alles reagieren und einen Kommentar abgeben, was uns Ärger bereitet. „Den Reißverschluss an den Ohren zu machen und nicht auf das Gehörte reagieren." Ich weiß schon, dass es nicht leicht ist, aber es ist um vieles besser für unsere Gesundheit.

Menschen deren Gehirn schon schwer erkrankt ist können keine Emotionen mehr zeigen, sie können weder Freude zeigen und auch nicht mehr lachen. Um am Leben weiterhin Freude zu haben braucht unser Gehirn von uns die volle Unterstützung. Für all das können wir schon vorbeugend einiges tun. Wenn schon Anzeichen da sind, sind wir wahrscheinlich nicht mehr in der Lage, noch genügend zu tun, um eine Kehrtwendung zu machen. Dann ist es gut, wenn unsere lieben Angehörigen uns dabei helfen den Prozess hinauszuzögern. Darum fange ich jeden Tag damit an, für mich, meinen Körper und meine Sinnesorgane etwas Gutes zu tun. Ich mache das aus Sicherheitsgründen, ich beuge vor, in der Hoffnung, noch lange meine geistige Frische erhalten zu können. Somit kann ich wahrscheinlich auch noch weiterhin mein schönes Leben genießen. Alles, was ich jetzt mache, kann mir niemand nehmen, ich meine, kann mir nicht so schnell abhandenkommen. Sie können ja mitmachen, wenn Sie auch ganz lange Ihre D-S-H, gutes Denken, Sehen und Hören erhalten wollen. Sie können sich ganz oft folgenden Satz sagen: „Ich bin zuversichtlich, dass alles, was ich mache mir hilft und es mir ganz persönlich sehr guttut."

Viele Menschen sehen ihre Zukunft nur in düsteren Farben, spüren förmlich, noch in völlig gesunden Zustand, wie der geistige Verfall in sie hineinkriecht. Sie haben das Gefühl, es wird ihnen alles geraubt was ihnen lieb und wichtig war. Zuerst die äußere Schönheit, dann die Gesundheit und dann noch den Verstand. An der Aussicht, dass wir jetzt sehr lange leben dürfen, können sie sich gar nicht erfreuen. Sie denken sofort an die vielen Heimbewohner, mit denen eine normale Unterhaltung schon lange nicht mehr möglich ist. Es ist so schade, denn wir werden in Zukunft 100 und 110 Jahre alt, aber bei diesen Menschen geistern immer wieder diese Bilder im Kopf herum. Da heißt es dann immer, meine Mutter, mein Vater hatten auch dieses Schicksal usw. Ihre Gedanken kreisen nur mehr um dieses Thema. Das wäre ja nicht schlimm, wenn sie sich mit diesem Thema auseinandersetzen, aber die meisten von ihnen sehen keinen Ausweg, sie suchen auch nicht nach Lösungen, Abhilfen oder hoffen auf ein kleines Wunder. Viele glauben sowieso nicht daran, dass es auch ein gesundes Älterwerden gibt, das schieben sie sowie schon lange auf die Seite.

Viele, viele Menschen lassen sich einfach mitstrudeln, als wären sie ein Tropfen Wasser in einem Fluss und können sich selbst da nicht heraus retten, sondern müssten mitfließen, bis sie vom riesengroßen Meer verschlungen werden. Aber wir müssen uns nicht einfach mitschleusen lassen von allem, was rund um uns stattfindet, wir können was tun, wir haben unseren freien Willen und können ausprobieren und neue Wege gehen. Wenn wir scheinbar feststecken, sollten wir einmal die Spur wechseln, entweder nach links oder nach rechts ausweichen und eigenständig handeln, egal was die anderen sagen. Es ist uns völlig freigestellt, was wir mit unserem Leben machen, wir können auch experimentieren, Fragen stellen, uns austauschen mit anderen, was sie für Ideen haben für ein gesundes, zukünftiges Leben. Wir können uns schlau machen, indem wir uns mit Büchern zu diesem Thema befassen. Die

Forschung kommt ständig auf neue Ideen, sodass es uns in Zukunft sehr gut gehen kann. Wir müssen uns nur umsehen und uns für diese Themen interessieren. Wenn unser Interesse steigt, dann verbessert sich auch unser Wissen, wenn wir mehr über solche Forschungsergebnisse wissen, steigt auch unser Vertrauen und die Ängste schrumpfen.

Wissen ist Macht heißt es, also ist es sicher einmal gut den einen oder anderen Kriminalroman weg zu legen, um Wissensbücher zu lesen. 1. wird man nicht dümmer davon und 2. wird durch das Lesen anspruchsvoller Lektüre unser Gehirn mehr gefordert und 3. ist sicher was dabei, was einem guttut, wodurch Sie die negativen Gedanken wieder ein bisschen im Zaum halten können. Es ist auch sicher was dabei, dass Sie ein bisschen leichter, lockerer und hoffnungsvoller in die Zukunft schauen lässt. Natürlich gibt es auch viel Lesematerial, womit man sein Gehirn wieder anregen kann, wo es wieder was Neues lernen darf, das freut unser Gehirn sowieso am meisten.

Ich wiederhole noch einmal, unser Gehirn ist fähig ein Leben lang zu lernen, umso trainierter es ist, umso schneller kann es alles aufnehmen. Die Merkfähigkeit oder die Speicherkapazität ist auch lange gegeben, aber da kommt es eben auf ständiges Training an. Umso mehr und umso öfter man trainiert, umso besser funktioniert es. Wenn möglich sollte man täglich zusätzlich zum Zeitung lesen, was man ja gewohnt ist, etwas geistig Anregendes machen. Z.B. jeden Tag ein kleinen Spruch auswendig lernen, oder das Lied, das gerade im Radio zu hören ist, wäre so eine Idee. Alle monotonen Arbeiten, die im Haushalt oder eventuell auch noch im Büro, und alle Hobbys, sind Dinge, die man kennt, die macht man schon lange, die sind keine Herausforderung mehr. Wenn jemand so mutig war und sich nach der Pensionierung noch einmal selbständig gemacht oder sich ein Hobby zugelegt hat, das ihn geistig fordert, dann ist das natürlich besonders gut für eine wunderbare Lebensqualität.

Den Geist fordern, das ist eigentlich das Allerwichtigste für unser gesundes Älter werden. Wir Menschen neigen zu Bequemlichkeit und da liegt es doch auf der Hand, wenn wir nicht mehr im aktiven Leben stehen, dass wir dann erst einmal von Nichts mehr hören und sehen wollen. Nur mehr abschalten, abschalten und noch einmal abschalten. Aber wenn wir zu viel und zu lange abschalten und nur mehr in der

Abschaltphase leben, dürfen wir es nicht versäumen, früh genug mit dem langsam einschalten wieder anzufangen. Denn genau so wie Muskeln, die nicht mehr trainiert werden, schon innerhalb kürzester Zeit abbauen und schwach werden, so baut auch unser Gehirn ganz schnell ab.

Im Gehirn gibt es die verschiedenen Areale, wenn Sie zum Beispiel in drei Areale im Berufsleben sehr gefordert waren und jetzt abrupt nichts mehr zu tun haben, werden Sie nach fünf Jahren sagen, *„das hatte ich alles im „kleinen Finger"* *und jetzt hab ich alles vergessen."* Und schon fangen die Gedanken an, sich wieder in die negative Richtung zu drehen, Angst kommt auf, „ich werde doch nicht jetzt schon…?". Nein das deutet nicht auf eine ernstzunehmende Krankheit hin, sondern lediglich darauf, dass man nicht zu viel Zeit mit abschalten verbringen soll. Entspannen ja, das ist gut und gesund, aber alles in Maßen und alles nur eine gewisse Zeit, aber es soll nicht zur Tagesbeschäftigung werden, das „Entspannen". Vormittag, nachmittags und abends Fernsehen ist zu viel Entspannung für unser Gehirn, welches einfach sehr gerne aktiv ist. Ein unterfordertes Gehirn wird leichter von Ausfällen besucht, während ein Gehirn das regelmäßig, aber sehr wichtig ohne Stress, immer wieder gefordert wird, kann sich selbst testen, z.B. im Freundes- und Verwandtenkreis. Es fallen viele Namen, Orte, Plätze auch von fremden Regionen, die man von Urlauben her kennt, wie oft passiert es da, dass einem der Name, den man wissen müsste, nicht einfällt. Es wird meist darüber gelacht, Witze gemacht *„ja, ja die grauen Zellen lassen grüßen."* Natürlich ist das kein schlimmes Anzeichen, sondern nur ein „Wink mit dem Zaunpfahl" vielleicht ist es doch nicht mehr zu früh, mit dem Gehirntraining anzufangen. Denn wenn das immer wieder passiert, kann das mit der Zeit schon peinlich werden, wenn man immer wieder nicht mehr weiß, was man gerade sagen wollte, weil man den anderen noch ausreden lassen wollte und bis man drankommt, ist es weg, da gäbe es viele Beispiele, die jeder selbst kennt.

Was wir noch machen oder beherzigen können: Uns viel in der Natur und im Wald aufhalten, dort können negative Gedanken nicht so leicht aufkommen. Außerdem können wir alles, was an der Steckdose hängt, zeitweise reduzieren, Elektromagnetische Felder sind „Gehirnverschmutzer". Da muss man sich über die Zunahme von Stress und Schlafstörungen nicht wundern.

Es ist unsere Gesundheit, für die wir alles, was wir selbst machen können, ausschöpfen sollen.

Es ist alles vollkommen in Ordnung, wenn Sie sich auf Ihren Arzt verlassen. Nur sollten Sie wissen, dass bei den verschiedenen Erkrankungen unsere Mithilfe ganz besonders notwendig ist. Wenn Sie das beherzigen, dann sind Sie nicht nur auf einem guten Weg Ihre Gesundheit lange zu erhalten, sondern Sie haben schon gewonnen und sind allen anderen schon ein Stück voraus. So manches Medikament würde besser „anschlagen" wenn jeder selbst was dazu beitragen würde und die Anregungen, die der Arzt noch zusätzlich zur Medikamenteneinnahme empfiehlt, auch beherzigen würde. Er kann ja niemandem befehlen dieses oder jenes wegzulassen oder dieses und jenes zusätzlich in Zukunft zu tun.

Beispiele: Kein fettes Fleisch essen, ok. Wird eine Woche eingehalten, aber die Wurst wo das Fett nicht zu kontrollieren ist wird weiter in der gewohnten Menge gegessen. Rauchen reduzieren, eine Woche lang, dann wird in gewohnter Manier weitergemacht. Alkohol wird drei Tage lang reduziert, dann geht es wieder flott weiter. Bewegung, eine Woche wird sich „etwas bewegt", aber dann wieder der gewohnte Trott und so weiter und so fort, die Beispiele könnten seitenlang werden.

Geben Sie jedem Tag die Chance, der Schönste Ihres Lebens zu sein

Stress

Stress unbedingt vermeiden!!!

Stresssituationen sind Gift für alles, insbesondere für unser Denkvermögen. Wenn Sie sich wieder einmal in eine stressige Situation hineinmanövriert haben und Ihnen die eigene Telefon Nummer, die Hausnummer oder irgendetwas anderes nicht gleich einfällt, hat das nichts mit dementen Ausfällen zu tun. Von stressigen Situationen sollten wir uns fernhalten, denn da können die anderen gleich einmal sagen: *„na, die ist wieder durcheinander heute, sie ist halt alt"*. Das brauchen wir uns nicht gefallen zu lassen. Denn meist ist es ja eh die eigene Familie oder das Umfeld, die einen in solche Situationen bringen. Wenn so eine Situation droht auf Sie zuzukommen, dann sagen Sie erst einmal *„Stopp! lasst mich darüber nachdenken, bevor ich irgendetwas dazu sage."* Das geht auch bei einem Telefonat, Sie sagen: *„ich muss darüber nachdenken, ich ruf Dich in einer Stunde zurück."*
„Stress – Stopp, nie mehr mit mir"!!!!
Natürlich sind wir mit angemessenem Alter stressanfälliger, aber wir wissen das doch alle, das geben wir auch gerne zu, darum müssen wir

dagegen steuern und immer schön „cool bleiben"!!

Wir können uns nicht mehr Tage „herausschinden" aber wir können uns jedem Tag mehr Qualität zukommen lassen!

Den Daumen nacheinander von jeder Hand ca. 5 Minuten halten, das beruhigt, bewusstes Atmen beruhigt und bremst den Stress.

Wenn wir unsere Denkweise zu einer positiven verändern und wenn wir gut über uns, unser Leben, unsere Gesundheit und unser Umfeld denken, dann wirkt sich das besonders gut aus. Aber durch Alltagsstress kann das alles gestört werden. Im zweiten Teil dieses Buches gibt es einige Übungen, die Sie gut selbst machen können, damit Sie in Zukunft stressstabil werden.

Wenn Sie zum Arzt/Ärztin gehen, stellt er/sie Ihnen eine Diagnose und gibt ihnen das passende Medikament, damit es Ihnen bald wieder besser geht. Er/Sie kann Ihnen nicht heilsame, gute, sinnvolle und positive Gedanken eingeben, das alles können nur Sie selbst machen, nur Sie allein können gut für Ihren Körper da sein, nur Sie können für etwas Wohltuendes sorgen, damit es ihm bald besser geht. Das kann niemand für Sie übernehmen. Natürlich können Sie sich massieren lassen oder so manch andere Behandlung machen lassen. Aber es gibt sehr viele Methoden, die jeder gut selbst bei sich anwenden kann, man muss das einfach nur wollen dann werden die Medikamente auch besser „anschlagen". Auch wenn es Ihnen nicht so leichtfällt, fangen Sie trotzdem an, selbst ein bisschen für Ihr Wohlbefinden zu tun, das Ihnen garantiert in fünf bis zehn Jahren zugutekommt.

Es ist nicht genug es zu wissen, Sie müssen es auch tun.

Krankheiten „fliegen" einen nicht einfach so an, das habe ich in den zwei vorangegangenen Büchern auch schon beschrieben. Sie sollten auch auf gar keinen Fall sich über eine Krankheit, die Sie jetzt bekommen haben, aufregen oder gar über sie schimpfen. Eine Krankheit entsteht dann, wenn schon längere Zeit ein Ungleichgewicht zwischen Organen, Zellen, Energiehaushalt, Psyche und Gedanken besteht. Durch verschiedene Lebensbedingungen wird das Immunsystem auch immer schwächer und die Krankheit „hakt" sich an irgendeiner „Schwachstelle" ein. Das alles ist gekommen, weil irgendein Zusammenspiel nicht funktionierte, sei es, dass es im Inneren viele, viele Konflikte gab über die nie gesprochen, sondern die über

Jahre nur geschluckt wurden. Oder, dass zahllose Ängste, Unzufriedenheit, Kummer und Stress Sie plagen. Viele, viele Verursacher stehen im Raum, wenn es zu einer Erkrankung kommt. Aber aus diesem ganzen Wirrwarr an Möglichkeiten, sollten wir über unser Leben einmal genau nachdenken, welcher „Brand" könnte da im innersten schon lange geschwelt haben, bis ein Auslöser es zum „Vollbrand" brachte? Wir sollen nachdenken, unser Leben überdenken, um drauf zu kommen, was wir in Zukunft besser machen können, was wir auf alle Fälle weglassen, oder was wir zusätzlich machen sollten. Ganz viele Möglichkeiten stehen vor uns, wir müssen uns entscheiden, wollen wir so weiter machen wie bisher oder wollen wir nun was Besseres daraus machen.

Eine Krankheit will uns auch was lehren, wenn wir darauf achten und genau hinschauen, warum sie gekommen sein könnte. In erster Linie will sie uns sagen: *„schau besser auf Dich, ändere Deine Spur, schau Dir auch was anderes an als bisher."* Das kann heißen, nach etwas zu suchen, was Ihnen mehr Freude bereitet, was Sie ganz persönlich gerne möchten, richten Sie sich nicht wieder nur nach anderen. Es kann auch sein, dass Sie für andere immer da sind, nur für sich selbst, für Ihren Körper und für Ihr Leben überhaupt nicht. Dann brauchen Sie sich auch nicht zu wundern, wenn Ihr Körper einmal Alarm schlägt und Ihnen was zum „Nachdenken schickt". Wenn Sie einmal mehr über den „Tellerrand" hinausschauen würden, dann kämen Ihnen einige Dinge in den Sinn, die Sie nicht ganz richtig gemacht haben. Aber durch eine Krankheit haben Sie eine neue Chance bekommen, noch einmal alles, umzukehren und in ein neue, eine schönere und für Sie Beglückendere Zukunft zu gehen. Für einen Neubeginn ist es fast nie zu spät und nur Sie müssen das wollen, das kann Ihnen niemand abnehmen. Sagen Sie nie, dass es sich nicht auszahlt!

Sie können sich bemühen Ihr Leben in Zukunft besser zu schätzen, um dadurch damit achtsamer und bewusster umzugehen und stressige Situationen werden einfach nicht mehr zugelassen, die werden schon im Keim erstickt. Das gehört zu unserem Selbstschutz!!!!

Atmung

Atme Dich gesund mit bewussten und gleichmäßigen Atemzügen.

Der Atem hält Körper, Geist und Seele zusammen
Richtiges Atmen ist mehr als nur ein bisschen Luft holen. In der indischen Philosophie und Gesundheitslehre heißt es, dass wir „wache Beobachter" unserer Atmung werden müssen, erst dann können wir gesund leben.

Jeder Atemzug ist einmalig, er war vorher noch nie da und er wird auch kein zweites Mal wieder kommen.

Durch den Atem nehmen wir Lebensenergie auf. Beim Einatmen fließt die Lebensenergie hinten von den Füßen zum Kopf und beim Ausatmen fließt sie vorne vom Kopf zu den Füßen.

Bewusstes gesundes Ein- und Ausatmen zumindest 1 Mal am Tag für vier Minuten kann Ihnen für Ihre Gesundheit, Ihre Gehirnaktivität, Ihr gutes Hören und Sehen mehr bringen als Sie im Moment meinen. Atmen heilt und Atmen harmonisiert!!

Machen Sie zwei Wochen lang den Selbstversuch und setzen sich ruhig hin und atmen vier Minuten langsam ein und langsam wieder aus. Sie konzentrieren sich wirklich vier Minuten lang nur auf Ihr einatmen und Ihr ausatmen. Stress baut sich ab, Nervosität legt sich, Heißhunger reduziert sich. In diesen täglichen vier Minuten und das zwei Wochen lang, kann sich so mancher „Knoten" auflösen. Plötzlich findet man wieder einen Ausweg, oder eine ideale Lösung tut sich auf. Was unser Atmen Großes bewirken kann, wissen wir erst, wenn wir diese Übung zwei Wochen durchgezogen haben.

Atmen harmonisiert und bewusstes atmen heilt, denn atmen ist Leben.

Viele, viele Menschen sind schon auf die heilsame Wirkung des Atmens draufgekommen. Aber trotzdem wird es noch viel zu wenig praktiziert. Wahrscheinlich, weil es nichts kostet, weil sich so eine Atem-Therapie, die man sooo leicht durchführen kann, so banal und zu einfach anfühlt. Weil man nicht glauben kann, dass etwas so kinderleichtes sooo Großes bewirken kann.

Gut Schlafen

Gut schlafen können ist für ein gesundes Gehirn von großer Wichtigkeit. Denn wenn Sie nicht gut schlafen, dann fangen Sie an zu grübeln. Ihr Gedankenkarussell rattert stundenlang, Ihre Gedanken kreisen in einem fort, Sie und Ihr Gehirn bekommen keine Ruhe. Darum ist ein guter Schlaf sehr bedeutend für die Entspannung des Gehirns. Ohne Entspannung keine Anspannung, Sie drehen sich im Kreis und wissen nicht, ob Sie das geträumt haben, was Ihnen in den Kopf gekommen ist oder ob es Tatsache ist.

Ausgeruht aufzuwachen ist das A und O einer stabilen Gesundheit. Wenn Sie aber zu Tabletten greifen, dann haben Sie zwar geschlafen, aber dieser Schlaf, den Sie für Ihre Gesundheit brauchen ist das nicht. Schlafmedikamente sind kein 100%-iger Ersatz für einen gesunden Schlaf. Sollten Sie schon längere Zeit Schlafmittel nehmen, dann nehmen Sie sie noch weiter. Aber Sie können ca. vier Wochen ganz intensiv Übungen für gesunden Schlaf machen und dann können Sie ja einmal eine ¼ Tablette, dann ein ½ weglassen. Vielleicht hat es ja geklappt und Sie können Ihren gesunden Schlaf, ohne Gift genießen.

Sie können sich auch die Schüssler Salze Nr. 7 kaufen. Jeden Abend geben Sie 6 Stück in eine Tasse, füllen sie mit warmem Wasser auf, sodass sich die Tabletten auflösen. Umrühren nur mit Plastik- oder Holzlöffel. Zwischen 18.00 und 20.00 Uhr können Sie dieses Getränk langsam und schluckweise trinken, immer nur ein Schluck, diesen einen Moment im Mund lassen dann erst schlucken, denn diese aufgelösten 7er Salze werden von der Mundschleimhaut aufgenommen, daher eine schnellere Wirkung. Nach einigen Minuten den nächsten Schluck und so weiter. Mildert auch gleichzeitig Ihre eventuellen Wadenkrämpfe.

Wichtig ist, dass Sie sich zuerst um Ihren gesunden Schlaf kümmern, dann erst um Ihr Gehirn, usw., denn durch den verbesserten Schlaf- und Tiefschlaf kann sich Ihre Gehirntätigkeit schon verbessert haben. Aber für die Gesundheit sollten wir ja hauptsächlich vorbeugend was tun, wer weiß denn, ob man noch dazu fähig ist, wenn sich schon Ausfälle ankündigen. Es sollte sich niemand einen Vorwurf machen müssen, dass er/sie nichts getan hat. Wer sich fleißig mit sich selbst beschäftigt, wird noch Jahre mehr von seinem Leben haben. Sagen Sie sehr oft am Tag Folgendes: *„Ich schlafe ganz sanft und tief...".*

Da es noch eine Zeit lang dauern wird, bis sie gut schlafen können, gebe ich ihnen einen Tipp für die Zeit, die Sie wach im Bett liegen. Einfach jeden Finger halten oder jede andere Übungen, die sie notwendig brauchen, machen. Die Übungen, die im zweiten Teil gut beschrieben sind, können sie auch alle in der Nacht machen. Wenn sie dann währenddessen einschlafen, ist ja perfekt.

Vorbeugen

Die genaue Bedeutung davon ist, ich gehe zum Arzt, lasse Blut abnehmen, lasse verschiedene Untersuchungen machen, lasse mir Medikamente verschreiben falls nötig und lebe genau so weiter wie bisher. Wenn das Blutbild gut oder sehr gut war, dann haben Sie alles richtig gemacht. Aber sollte einer oder gar mehrere Werte von der Norm abweichen, dann können Sie das nicht ignorieren und so weitermachen wie bisher.

Vorbeugen heißt eigentlich ganz genau, dass man so leben sollte wie man meint alles richtig zu machen. Die Blutabnahme ist dann der TEST, ob man alles richtig gemacht hat. Wenn der/die Arzt/Ärztin rät, dieses oder jenes zu tun oder zu unterlassen, dann meint er/sie das auch so und das sollte unbedingt befolgt werden. Viele sagen ja, *„ich weiß ja, dass ich das nicht essen oder trinken soll."* Aber wenn sich dann daraus was Grobes entwickelt, dann ist das Gejammer groß und jeder sagt dann: *„ach hätt' ich doch..."*. Wenn Sie aber die guten Ratschläge Ihres Arztes zum größten Teil befolgen, haben Sie gute, sogar allerbesten Chancen, vielen Krankheiten auszuweichen, ihnen zuvorzukommen, sie „auszutricksen", bevor sie von Ihnen Besitz ergreifen können. Sie dürfen immer so viel vorbeugen, immer so viel für Ihre Gesunderhaltung tun, damit Sie einer Krankheit immer ein paar Schritte voraus sind. All das können Sie erreichen mit einer gesunden Lebensweise, einem an das Alter angepassten Lebensstil und einer vernünftigen und sinnvollen Ernährung. Ärger, Frust und Kummer dürfen Sie gerne aus Ihrem Leben verbannen.

Manchmal könnten Sie einfach Ihren gewohnten, „eingegangenen", eingefahrenen Weg verlassen. Versuchen Sie doch einmal einen „neuen Weg" einzuschlagen dann können Sie vielleicht leichter an Ihrem Leben, wenn notwendig etwas verändern oder auch verbessern.

Wenn Sie so leben und sich so ernähren, dass Sie sich überwiegend sehr gut fühlen, dann haben Sie auch nichts zu befürchten und können ganz locker immer an eine gesunde Zukunft denken. Sie können Ihre Gedanken so auf eine Schiene „packen", dass Sie immer nur in eine gute Richtung steuern. Wenn Sie immer nur an eine gute Gesundheit denken und eine gute Lebensweise pflegen, dann machen Sie alles richtig und haben nichts zu befürchten. Sie können mit lockerem und leichtem Gewissen immer wieder sagen: *„Ich bin und bleibe gesund!"*

Wenn Sie das genießen können was Sie gerade haben, machen, sehen, erleben, mit wem Sie zusammen sind, dann sind Sie sehr gut dran. Wenn Sie immer nur darauf warten bis jemand oder etwas Besonderes auf Sie zukommt oder „in Ihr Leben springt" oder etwas Großartiges erleben wollen, dann kann es sein, dass Sie viele schöne, kleine, feine Dinge übersehen. Sie sehen nicht die Besonderheit von vielen Menschen oder von unserer wunderbaren Natur, sie gehen womöglich an vielen wunderbaren Dingen oder Menschen vorbei und warten und warten auf ganz was Besonderes. Nie trifft das zu was Sie sich erwarten, denn Sie haben kein Auge für die kleinen, feinen, besonderen Kleinode links und rechts von Ihrem Weg. Aber auch das ist zu erlernen, auf das kleine, feine zu achten, zu lauschen und zu fühlen. Wenn wir ganz ehrlich mit dem zufrieden sind, was wir gerade haben, dann lebt es sich unkomplizierter und leichter.

Angst vor dem zukünftigen Leben

Angst vor der Zukunft, Lebensangst…Warum haben viele von uns älteren Menschen Angst? Die meisten die hier in diesem Buch lesen haben doch schon soooo viel und zig Jahre gut gemeistert. 60, 70, 80, und noch mehr Jahre gut geschafft. Warum fehlt Ihnen das Vertrauen in die eigene Kraft, den eigenen Körper? Vertrauen, dass der Körper es schafft mit Hilfe der Selbstheilungskräfte, die immer aktiv sind, auf Wiedergesundung oder gesund zu bleiben.

Kein Vertrauen zu sich selbst, zum eigenen Körper macht Angst.

Angst ist aber ein ganz schlechter Wegbegleiter. Angst lässt kein Vertrauen aufkommen und keine Sicherheit. Sogar Lebensfreude oder glücklich sein kann nicht aufkommen, weil sich viele von der Angst regieren lassen. Dabei hätten wir doch in unserem reiferen „Stadium" schon sooo viel gelernt und zu uns selbst zu unserem Tun ein großes Vertrauen aufbauen können, so viel Selbstvertrauen, dass uns unser längeres Leben bis hoch hinauf auf der Altersleiter Glück und Freude bringen sollte. Wir brauchen uns nicht mehr zu sorgen, die Kinder sind erwachsen und selbständig, für die Enkelkinder machen sich jetzt deren Eltern wieder „Sorgen", wenn es überhaupt notwendig ist. Das Wichtigste ist, dass wir unserem Körper vertrauen, dass er mit allen Widrigkeiten um uns herum fertig wird und dass er im Falle einer Erkrankung wieder gut gesundet.

Viel Bewegung macht den ganzen Körper stabiler. Durch unwegsames Gelände wird das Gleichgewicht bestens trainiert, die Trittsicherheit wird gefestigt, man muss sich viel mehr darauf konzentrieren, wo man hintritt, das gibt mit der Zeit enorme Sicherheit. Immer nur auf asphaltierten und ausgetretenen Wegen zu gehen, wird zur Routine und Sie brauchen sich nicht mehr auf Ihren Weg zu konzentrieren. Das ist aber auch wieder so wichtig, dass Sie bei Allem, was Sie machen, nicht den „Automaten" einschalten, sondern immer alle Ihre Sinne aktiv daran teilhaben lassen. Monotone Abläufe machen träge und helfen Ihnen keinen Zentimeter weiter. Wenn Sie mit Ihrem/r Partner/in zu Fuß unterwegs sind, z.B. in der schönen Natur, dann könnt Ihr Euch ja den Spaß machen und alles, was Ihr so rund um Euch seht, rückwärts buchstabieren.

Viele Menschen haben Angst vor Krankheiten, da könnte sich in einem geschwächten Körper durchaus die Unpässlichkeit einstellen nur durch Angst zu erkranken. Wenn Sie es nicht schaffen sich selbst genügend zu vertrauen, dann probieren Sie es mit den unsichtbaren Wesen, die immer um uns herum sind, die wir aber nicht sehen können, denn sie haben keinen Körper. Sie sind ständig bereit uns zu helfen, aber wir müssen sie darum bitten, sonst können sie uns nicht helfen. Wenn wir diesen Lichtwesen, Schutz- und Helferengeln unser Vertrauen entgegenbringen, können wir vollkommen sicher durchs Leben gehen und Ängste können vergessen werden. Jedes Mal, wenn Sie diese Lichtwesen um etwas bitten, bedanken Sie sich auch gleich dafür. Sich für eine Hilfe zu bedanken hat noch nie geschadet. Vertrauen ist das „Zauberwort". Versuchen Sie es, das Leben ist 100 Mal schöner und „gehaltvoller." Das heißt, das Leben ist noch viel mehr wert und Sie können glücklich und gesund leben, ohne Angst und Sorgen vor dem Älter werden. Umso älter wir werden, umso schöner fühlt es sich doch an, denn wir dürfen alles machen, aber wir müssen nicht mehr. Keiner verlangt etwas von uns, wir machen alles freiwillig, dadurch haben wir an allem, was wir tun Spaß und Freude. Allen

Gesunden unter uns steht alles offen für ein Schönes und glückliches Älterwerden.

Ärgern macht krank,

ist ein Kapitel in meinem 2. Buch. Und ich möchte auch in diesem wieder darauf hinweisen, dass dies erstens stimmt, und zweitens sollten wir die Veränderungen rund um uns herum etwas gelassener sehen, denn unser Leben lang gab es schon immer Veränderungen und auch viele Verbesserungen. Sehen wir doch das Ganze von der positiven Seite, es ist für unsere Gesundheit besser und außerdem:

„Keine Nachricht ist jemals so gut oder so schlecht wie sie im ersten Moment aussieht".

Darum, ärgern *lohnt* nicht!! Freuen Sie sich lieber, dass Sie dieses Buch in der Hand haben und nun ein paar Dinge davon umsetzen können. Freuen Sie sich, dass es Ihnen mit meinen Übungen noch recht gut gehen wird und Sie sich Ihre Zukunft recht schön gestalten können und nicht von Ärger vermiesen lassen. Im Gegenteil, lassen Sie viel öfter der Freude *Zutritt* zu Ihrem Herzen und versuchen Sie auch wieder viel öfter von Herzen zu lachen, wie früher, wie die Kinder. Es heißt doch so schön und trefflich:

„Lachen ist die beste Medizin"

Und was daran so besonders ist, da gibt es *keine vorgeschriebene Mindestdosis*. Diese Medizin können Sie *ganz verschwenderisch und zu jeder Zeit verwenden* und das *dürfen* Sie auch ganz oft nützen. Umso leichter schaffen Sie es den Berg hinauf, wo eines Tages Ihr Geburtstag eine *„3-stellige Zahl"* aufweist und Sie sagen vielleicht: *„Ist ja gut gegangen, hätte es mir schwerer vorgestellt."* Das Gesamtpaket ist es, von allem etwas in Angriff nehmen. Wenn Sie viel für Ihre Gesundheit tun, und es geht Ihnen dann recht gut, da kann es schon sein, dass Sie „Neider" haben.

Mitleid ist gratis, Neid muss man sich „verdienen".

Lass die Freude in Dein Herz, sie ist Dein persönlicher Gesundbrunnen. Freude ist auch der Schlüssel für inneren Frieden!

Unser Gehirn kommt bei Ärgernissen so dermaßen durcheinander, es braucht vermehrt wertvolle Energie, die es beim älter werden nicht mehr sorglos verschwenden darf. Darum sollten wir uns immer bemühen, möglichst allen Ärger und Stress so schnell wie möglich wieder ins Lot zu bringen, damit das Hirn wieder in Gleichklang kommt.

Gesünder leben ist keine Hexerei, Sie brauchen immer nur auf *drei Dinge achten. Von einem* brauchen Sie *viel, mehr* oder *vermehrt* vom *anderen* brauchen Sie *wenig, weniger* oder gar *nichts*.

Von *„viel"* brauchen Sie: viel Flüssigkeit und <u>viel Positives</u>.

Von „me*hr"* brauchen Sie *gutes* und *gesundes* <u>Essen</u>

Von *„vermehrt"* brauchen Sie: vermehrt <u>die Dinge, die um Sie herum sind von der *positiven Seite* anzusehen</u>. Somit können Sie *vermehrt* die *Freude* in Ihrem Leben *anhäufen*.

Von *„wenig"* sollten Sie nur <u>wenig</u> Süßigkeiten zu sich nehmen und für Ihren Kummer gehen Sie hinaus in die Natur, walken mit anderen lenkt sicher gut ab.

Von *„weniger"* sollten Sie <u>weniger auf Ihren Teller legen</u>, <u>weniger Alkohol trinken</u>! Falls Sie mit diesen *zwei Dingen* ein Problem haben, dann lassen Sie sich baldmöglichst von Fachleuten helfen. <u>Traurigkeit oder depressive Stimmung nicht versuchen wegzutrinken, das hilft nicht!</u> Es gibt nur im *Moment* ein besseres Gefühl, wenn dieses vorüber ist, kehrt die depressive und traurige Stimmung wieder zurück.

Von *gar nichts*: <u>ungesundes Essen</u>, wie Fast Food, das sollte zu keiner Zeit in Ihren Magen wandern. Und bei einer Erkrankung sollten Sie auch gar nicht rauchen und Alkohol trinken. Die

Chancen auf schnellere Gesundung sind so höher.

Hoffen wir doch, dass wir immer öfter auf der gesunden Seite liegen. Sollten sich aber dann doch einmal trotz unserer Bemühungen ein paar Zellchen oder Organe zu schwächeln beginnen dann ist das unsere Bestimmung und wir können aber auf alle Fälle auf eine gute Zeit zurückschauen und hoffentlich sagen können

„Es war ein schönes langes Leben".

Und wir können dann in genügsamer Friedlichkeit alles weiterziehen lassen.

Zusammenfassung

In sämtlichen Zeitschriften und Zeitungen sieht man nur Horrormeldungen über die zukünftigen dementen Menschen. *Aber wir* brauchen davor keine Angst zu haben, wir können uns ordentlich vorbereiten, vorbeugen, Sie und ich, wir werden alles machen, was in unserer Kraft liegt. Wir werden unsere Ernährung in eine ganz besonders gute Richtung bringen, wir werden uns viel bewegen, wir werden unsere Gedanken auf alles Gute lenken, wir werden alle möglichen Übungen die speziell für unser Gehirn ausgerichtet sind, machen.

Ab hier können Sie nun, wenn Sie wollen, einige Übungen erlernen, um das Hirn, die Augen, die Ohren bzw. das Gehör und die Blase zu unterstützen. Damit Sie noch ganz lange in den Genuss kommen, sich Vieles gut zu merken, gut zu sehen, gut zu hören, bzw. zu verstehen und was zu einem gesunden älter werden unbedingt dazugehört: eine starke Blasen-Muskulatur. Für all das gibt es nun Anleitungen und Übungen von besonderen Menschen ausgesucht und an sich selbst ausprobiert. **Das japanische Heilströmen, die Fingerakupressur und die MUDRAS**.

Jeder kann sich selbst helfen.

Man „benützt" nur die eigenen Hände oder die Finger als „Starthilfekabel" und kann dadurch die eigene Gesundheit, im wahrsten Sinne des Wortes „in die eigenen Hände nehmen". Es macht große Freude zu spüren, wie es einem, wenn man fleißig ist, immer besser und besser geht. Unsere *Energie* wird ausgeglichen, wieder ins fließen gebracht, wo Energieblockaden stattfinden, können diese wieder aufgelöst werden und Gesundung kann dann auch in weiterer Folge eintreten. In unserem Körper dient Energie dazu unsere Organe zu schützen, stagniert die Energie für einen längeren Zeitraum, kann es zu Unpässlichkeiten kommen. Viele Krankheiten könnten verhindert werden, wenn die Energie in unserem Körper immer ungehindert fließen könnte.

Damit meine ich, das Heilströmen, die MUDRAS und die Akupressur. Das sind die Methoden, mit denen ich mich sehr gut auskenne, mit denen ich meine Knie- und Hüftarthritis und Arthrose, Schilddrüsenüberfunktion, Karpaltunnel usw. mir alles „wegpflegen" konnte. Da ich jetzt gesund bin, aber *auch* älter werde, spezialisiere ich mich auf die Gehirnaktivität. Ich weiß, dass wir *dafür sehr viel* tun können und auch müssen, denn der Abbau kann schneller kommen als uns lieb ist.

Da genügt schon ein kleiner operativer Eingriff mit Narkose und wir sind „urplötzlich" nicht mehr dieselben, die wir vorher waren. Die Merkfähigkeit kann nämlich dadurch drastisch abnehmen. Ich weiß aus eigener Erfahrung, dass es sich immer auszahlt, einiges schon vorbeugend zu tun, damit man im Falle einer Krankheit nicht so weit zurückfällt. Wenn schon eine beginnende Demenz da ist, kann der/die Partner/in oder Familienangehörige noch sehr viel tun um einiges zu „retten" und zu *verzögern.* Dieses „mein Gehirnprogramm" kann jeder selbst praktizieren oder bei jemand anderen anwenden. Es ist eine leicht durchführbare Anwendung, es hat nur einen klitzekleinen „Haken", *man muss selbst einiges tun!!* Wenn Sie gewillt sind, Vieles für sich selbst zu tun, damit Sie auch *ganz oben* fit bleiben, dann ist es gut „heute" noch anzufangen irgendetwas umzusetzen.

Eine kleine Lehre, wie man die verschiedenen „Teile" der Finger nennt: Den Teil ganz oben, am obersten Fingerglied, quasi die Gegenseite der Fingernägel nennt man *„Fingerbeeren"* und „Daumenbeere". *Nagelfalz* nennt man die seitlichen Abgrenzungen bei jedem Nagel. Nagelfalz innen *bedeutet, in* Richtung *Mittelfinger.*

Und Nagelfalz außen heißt dann, in Richtung *Daumen oder Kleinfinger*.

Sie können nun die beiden „Daumenbeeren" gegengleich aufeinanderlegen und fest reiben, *Gehirnaktivierung pur*! Versuchen Sie auch öfter Ihre Zehen zu bewegen nach vor und zurück, gut dehnen nach unten und in Richtung Knie. Das geht bei einem Fußbad recht gut. Sie können, wenn es Ihnen möglich ist auch mit den Fingern den großen Zeh in alle Richtungen drehen umso beweglicher Ihr großer Zeh ist, umso beweglicher ist auch Ihr Gehirn. Auch hier die Rückseite des großen Zeh gut massieren, geht partnerschaftlich recht gut den Zeh gegenseitig zu massieren. Hat die Wirkung wie das Massieren der Daumenbeeren.

Wussten Sie eigentlich das Salz- Fußbäder auch zu unserer Gesundheit beitragen?! Dazu in warmes Wasser ca. 2 EL. Salz hineingeben. Wenn es Ihnen guttut, dann machen Sie doch alle Tage ein Salz-Fußbad. Ich liebe diese Bäder am Abend, vor dem zu Bett gehen. Sie leiten alles Schwere, Negative und unschöne vom Tag aus unserem Körper hinaus.

Nun kommen wir bald zu den praktischen Anwendungen für unser Gehirn, dieser Teil wird für Sie ein Segen und von großem Nutzen sein.

Sie brauchen sich nur für sich selbst täglich etwas Zeit nehmen. Ich wünsche Ihnen von Herzen, dass Sie es sich Wert sind, ein wenig Zeit für sich selber zu investieren. Diese Übungen sind von besonderen Menschen entwickelt worden und können von Jedermann leicht angewendet werden. Sie brauchen nur Ihre Finger bzw. Ihre Hände und die haben wir ja überall dabei. Dadurch können wir diese wertvollen Übungen auch zu jeder Zeit durchführen, bei Tag und Nacht.

Hier in diesem Buch beschreibe ich ausschließlich die Übungen, die zur Fithaltung unseres Gehirns beitragen und notwendig sind. Da aber eine gute Atmung, guter Schlaf und eine gute Ohrenenergie auch für ein gutes Gesundheit notwendig sind beschreibe ich Ihnen natürlich auch diese MUDRAS. Also, Sie sollen wissen, dass alles, was hier in diesem Buch zur Anwendung kommt nur positiv auf Sie wirkt. Da aber das Augenlicht, das gute Gehör, die Blase auch zu schwächeln beginnen, habe ich die Übungen dafür auch angeführt. Da sich die Prostata im Alter ziemlich ausdehnt, vergrößert und dadurch der Blase zu wenig Platz lässt, habe ich auch da für einige Übungen gesorgt. Die Prostata kann durch fleißiges Anwenden wieder halbwegs in ihre Form gebracht werden, sodass der ständige nächtliche Harndrang, etwas in Schach gehalten werden kann. Fleißiges Anwenden ist schon notwendig, um einen langfristigen Erfolg zu haben.

Alle Fingerübungen sprich MUDRAS, alle Heilström-Punkte, alle Akupressur-Punkte, sind leicht durchführbar, aber wenn Sie das gar nicht machen wollen, so nach dem Motto: *„das bisschen Fingerhalten kann doch mir nicht helfen und mich vor dementen Ausfällen bewahren!?"* Ich versuche nicht Sie zu irgendetwas zu überreden oder Sie zu überzeugen. Sie allein entscheiden, was Sie mit dem Buch, den hilfreichen Übungen, den Therapien und den Fingerübungen anfangen wollen. Bevor Sie sich jetzt in diese für Sie völlig neue Herausforderung stürzen, die Ihnen von großem Nutzen sein könnten, sollten Sie sich alles noch einmal durch den Kopf gehen lassen. Also zusammengefasst, jeder macht das, was er will, der/die eine möchte viel machen und dadurch gesünder bleiben, dem/der anderen ist es egal was in Zukunft mit ihm geschieht, aber jeder hat das Recht auf sein eigenes tun.

Alle diejenigen die sich über diese Anregungen und Hilfen freuen, die schon öfter daran gedacht haben und schon ängstliche Gedanken hatten, sollten bald damit anfangen. Umso früher wir für unsere Gesundheit, im speziellen für unser Gehirn was tun, umso größer stehen die Chancen auf den langen Erhalt unserer geistigen Kräfte. Warten wir nicht bis es uns auffällt, dass wir schon vieles vergessen. Gleich umsetzen und täglich zumindest eine ½ Stunde mit diesen Übungen spielerisch umgeben, es soll Ihnen Spaß machen. Nach einer Woche versuchen Sie mit jemanden „Stadt, Land, Fluss" zu spielen, Sie werden überrascht sein, um wie viel schneller Ihnen nun alles einfällt.

Übung macht den Meister, umso fleißiger wir immer wieder üben, umso besser werden wir uns überall auskennen und alles schneller begreifen.

Und sagen Sie aber nicht, „na so gut muss ich auch wieder nicht sein, alles will ich mir auch wieder nicht merken". Da haben Sie schon recht, aber was ich meine ist, dass wir schon auf „Vorrat" das Gehirn trainieren sollten. Warum? Weil das Gehirn, wenn es einmal weniger „Futter" bekommt, sehr schnell abbaut. Sie haben das sicher bei Ihren älteren Familienangehörigen schon öfter miterlebt *wie lange* es nach einer Erkrankung dauert, bis derjenige wieder kopfmäßig halbwegs fit ist. Aber wir wissen nicht genau, wie viel einfach verschüttet bleibt. Das schaukelt sich so schön langsam auf, einmal dort ein größeres Defizit durch Medikamente, dann wieder ein Bruch durch Osteoporose, es muss eventuell operiert werden, Narkose und so läppert sich so ein Abbau zusammen. Darum meine ich, sollen wir unser Gehirn immer wieder trainieren, damit wir in Notzeiten auch noch genügend Reserven haben. Wenn Sie vorbeugen, dann werden Sie mehr vom Älterwerden haben.

Sie haben doch schon öfter mit Menschen gesprochen oder sind Ihnen begegnet oder haben von ihnen gehört, die schon 87, 93 oder 97 Jahre alt geworden sind und noch bei ihrer geistigen Frische waren. Viele sagen, wenn sie das hören: *„das ist ja bewundernswert so alt und noch so frisch im Kopf"*. In dem Fall ist es egal ob der/diejenige noch gehen kann, wie viel Falten er/sie hat, das spielt alles keine Rolle. Aber die geistige Fitness steht immer noch an erster Stelle und ist das *Erstrebenswerteste* überhaupt und so soll es auch bleiben. Was hilft es Ihnen, wenn Sie noch gut zu Fuß unterwegs sind, aber nicht mehr heimfinden. Oder wenn Sie geliftet sind, wirklich noch umwerfend aussehen, sich aber mit niemand mehr so richtig mit Ihnen unterhalten will, weil Sie immer von denselben Dingen zu reden anfangen. Sie haben sich viel zu viel um Ihr Äußeres gekümmert, als um das, was im Alter wirklich zählt.

Wirklich glücklich werden Sie sein, wenn Sie von den jüngeren Familienmitgliedern gefragt werden, *„was hast du alles gemacht, dass du noch so fit im Kopf bist, dass man sich mit dir, trotz deines hohen Alters* noch *so gut und herzerfrischend unterhalten kann?"* Denn wenn ältere Menschen aus ihrem langen Leben zu erzählen anfangen, ist das auf alle Fälle höchst spannend für die Jüngeren. Denn in so vielen Jahren kommt ja auch einiges an schönen und nicht so schönen Dingen zusammen. Darum ist es besser, wenn man sich an die vielen schönen Erlebnisse noch erinnern kann und sie noch mit lieben Menschen teilen darf.

<u>Fakt ist, dass sehr viel an uns selbst liegt</u>, ob wir noch ganz lange ein voll anerkannter Gesprächspartner sein werden oder ob uns schon viele ausweichen, weil wir uns nicht mehr so recht auszudrücken wissen usw. Sie möchten so wie wir alle im Kopf, im Gehirn top fit und gesund bleiben, dafür können wir alle einiges tun. Wenn Sie recht fleißig sind, werden Sie sicher auch einen großen Erfolg dabeihaben. Ein

bisschen Glück gehört auch dazu, *denn alles können wir nicht regulieren, selbst machen und entscheiden.* Aber wenn wir gar nichts tun ist das auch nicht in Ordnung, das ist meine Meinung dazu. Es wäre wirklich schade, wenn wir für uns selbst nichts übrighätten, nicht einmal eine halbe Stunde pro Tag für unseren Körper und für unsere Fitness rundherum. Aber Sie gehören zu denen die gerne gesund sind, die sich gerne in Gesellschaft aufhalten und sich gerne noch lange *rege* am Gespräch beteiligen möchten. Also Sie machen viel für sich, damit Sie von größeren „Ausfällen" verschont bleiben.

Wenn Sie sich um ein gesünderes Leben bemühen, sich über nichts mehr aufregen und ärgern, dann werden Sie ein gutes und ausgeglichenes Leben führen können. Die Schmerzen und Unpässlichkeiten hören schön langsam auf, sie werden Ihren Körper nur noch mit wunderbaren guten Gedanken nähren und auch noch die Essgewohnheiten drastisch verändern. Das ist deshalb sooo wichtig, weil das das Gesamtpaket von einer guten und stabilen Gesundheit ist. Sollten Sie sich einer superguten Gesundheit erfreuen können, dann machen Sie ja alles richtig. Nun wiederhole ich mich: *wenn Sie* es nicht ausprobieren, dann wissen Sie nicht, was Sie alles können, wozu Sie alles fähig sind.

Zur Erinnerung, 40 Prozent können wir selbst zu einer guten Gehirnleistung beitragen, das ist eine ziemlich erfreuliche Menge wie ich finde.

Gehirn bleib bei mir

2. Teil
Praktische Übungen

Japanisches Heilströmen

Es ist ein altes Volkswissen zur Selbsthilfe, die Arbeit mit dem Heilstrom, den jeder von uns in sich hat, nennt man *strömen*. Sich selbst oder jemand anderen zu strömen ist eine sehr angenehme Methode, um Energieblockaden zu lösen.

Unsere Hände sind die Startkabel, um Energie wieder zum Fließen zu bringen. Beim Heilströmen arbeitet man mit 26 Energiepunkten auf jeder Körperseite. Durch sanfte Berührung mit den Fingern, also ohne jeglichen Druck, ohne massieren, auch ohne vibrieren, werden mit beiden Händen 2 oder 3 Energiepunkte auf einmal ca. 3-5 Minuten lang gehalten.

Die in dieser Zeit gestärkte Lebenskraft durchläuft in acht Stunden den Körper. Wenn Sie es nicht gleich dort spüren, wo Sie es gerne hätten, kann es trotzdem sein, dass Sie schon einmal ein besseres Wohlbefinden wahrnehmen, das sollte Sie dazu anspornen unbedingt weiterzumachen. Den Energiestrom kann man sich wie ein Netz vorstellen. Ein Netz hat viele Verbindungsknoten, diese Knoten sind die Energiepunkte. Von denen der eine oder andere auch blockiert sein kann. Daraus entstehen auch diese Schmerzen und Unpässlichkeiten. Es können diese Blockaden, die vielleicht schon einige Jahre bestehen, nicht von heute auf morgen aufgelöst werden. Darum braucht es schon ein wenig Geduld und es zahlt sich auf alle Fälle aus, diese wunderbare Therapie zu beginnen. Sie ist sehr angenehm in der Anwendung und irgendwo wirkt sie immer, nur „merkt" man es nicht gleich.

Jeder Energiepunkt hat Auswirkung auf den physischen Teil und den psychischen Teil, man kann sagen, Heilströmen hat auf Körper, Geist und Seele eine wunderbare und positive Wirkung.

Durch Belebung bestimmter Energieregionen tritt geistige und körperliche Harmonie von selbst ein. Unsere Selbstheilungskraft nimmt wieder zu und unser Körper oder einzelne geschwächte Regionen können gestärkt ihre gewohnte Funktion wieder aufnehmen.

Wenn Sie ein pulsieren in Ihren Fingern spüren, das ist angenehm und völlig normal. Pulsiert es nicht, genauso weiter machen, es wirkt trotzdem dann dauert es halt ein bisschen länger, bis es zu dieser angenehmen Reaktion kommt.

Jetzt kann es losgehen, jetzt wird Hand an den Körper angelegt, aber Achtung vor zu großem Eifer. Egal ob Sie mit MUDRAS beginnen oder mit

Heilströmen oder mit Akupressur, zu beachten ist folgendes:

Fangen Sie <u>nur</u> mit dem Organ an, das ihnen am meisten Probleme macht. Also, sie behandeln immer nur ein Organ, entweder machen Sie die verschiedenen Anwendungen für das Gehirn und das 3 Wochen lang oder eben, wenn bei Ihnen ein anderes Organ ist, welches im Moment wichtiger ist. Beim Heilströmen legen Sie ihre Finger sanft auf den gewünschten Punkt für 3 bis 5 Minuten. Dann wechseln Sie die Seite.

Das ist deswegen so wichtig, weil Sie keinen Erfolg haben, wenn Sie alle Übungen auf einmal ausprobieren wollen. Da wäre es sehr schade um jede Minute die Sie Aufbringen.

Ich wünsche Ihnen alles Gute und viel Geduld bei der Umsetzung der verschiedenen Übungen. Umso fleißiger Sie sind, umso früher können Sie sich an guten Erfolgen erfreuen, das wünsche ich Ihnen von ganzem Herzen.

<u>Jede Übung wird Ihnen von großem Nutzen sein, wenn Augen Ohren, aktives Denken, Blase usw. schwächeln.</u>

Bei ernsthaften Erkrankungen ist Fachärztliche Hilfe die 1. Wahl.

MUDRAS

Was sind MUDRAS?

Übungen, die nur an den Händen mit den Fingern durchgeführt werden und dienen unter anderem die Selbstheilungskräfte zu mobilisieren. Z.B. Aneinanderlegen der einzelnen Finger wie bei einem Gebet, oder eben die einzelnen Übungen wie auf den nachfolgenden Abbildungen gezeigt. Wenn Sie diese Übungen fleißig machen, haben Sie gute Chancen, dass Ihnen bald alle Namen zum richtigen Zeitpunkt einfallen. Bei den MUDRAS werden immer die Finger von der linken Hand in eine gewisse Position gebracht und die Finger der rechten Hand nehmen wieder eine andere Position ein. Beide Hände mit den verschiedenen Fingerhaltungen werden gleichzeitig gehalten. Wie lange, steht jeweils bei der Abbildung dabei. Während Sie die Position halten, strömt Energie durch die Energiebahnen der Finger und die leiten dann die Energie an die Organe, Gelenke, Sinnesorgane, Ohren, Augen und Drüsen weiter, die zu dem jeweiligen Finger oder Daumen gehören. Vielleicht hört es sich kompliziert an, ist aber auf alle Fälle unkompliziert und leicht. Überall und zu jeder Zeit anzuwenden, wo Sie liegen, stehen, oder sitzen. Auch nachts, falls Sie nicht schlafen können. Gut ist es, wenn Sie sich bestimmte Fingerübung gut einprägen, damit Sie sie auch beim Spaziergang machen können, geht ganz leicht.

Durch diese verschiedenen Fingerhaltungen wird Energie durch unseren Körper geschleust. <u>Dadurch werden unser Denken, Hören und Sehen gestärkt</u>. Unser psychisches und physisches Wohlbefinden harmonisiert und ein Gleichgewicht kann nach längerer Anwendung wieder hergestellt werden.

MUDRAS helfen uns mit alltäglichem Stress besser zurechtzukommen. Ängste, Anspannungen und Nervosität lösen sich wieder. Die Hände hat jeder bei sich, somit können die MUDRAS auch überall, zu jederzeit, Tag und Nacht, im Sitzen, Liegen oder auch beim Gehen angewandt werden. Genauso verhält es sich mit dem täglichen Fingerhalten, das können Sie auch überall machen, auch im Bett, wenn Sie nicht schlafen können.

Umso regelmäßiger und umso öfter Sie diese MUDRAS anwenden, umso früher können Sie eine positive Veränderung verspüren. MUDRAS sind unspektakulär und werden dadurch zu wenig beachtet, Sie könnten nun den Gegenbeweis an sich selbst testen.

<u>Anwendung der MUDRAS:</u> Jede Mudra 6 bis 10 Minuten halten, dafür einige Male, 3-6 Mal am Tag, aber immer dazwischen Pausen einlegen.

Mudra Ohren

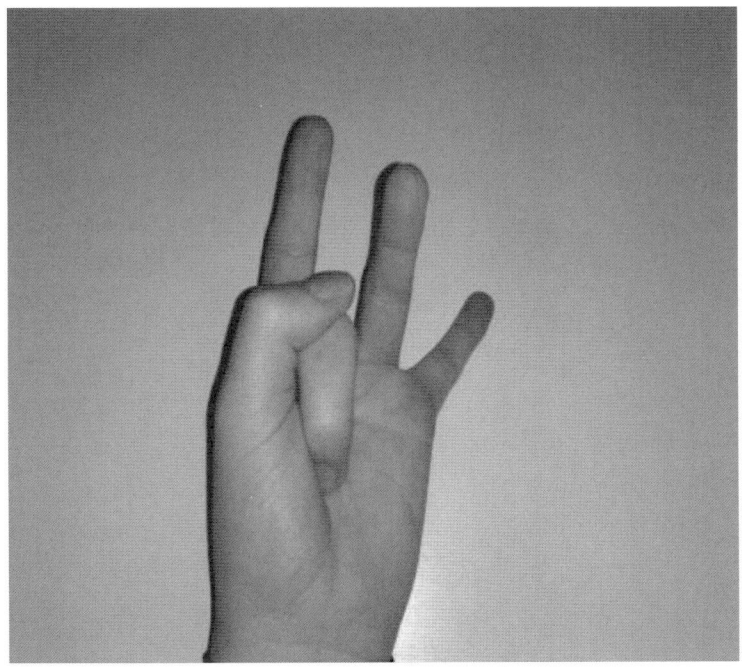

Nur mit der linken Hand: Mittelfinger in die
Daumengrube legen und den Daumen leicht auf
das 2. Mittelfinger Gelenk drücken.

Mudra Augen

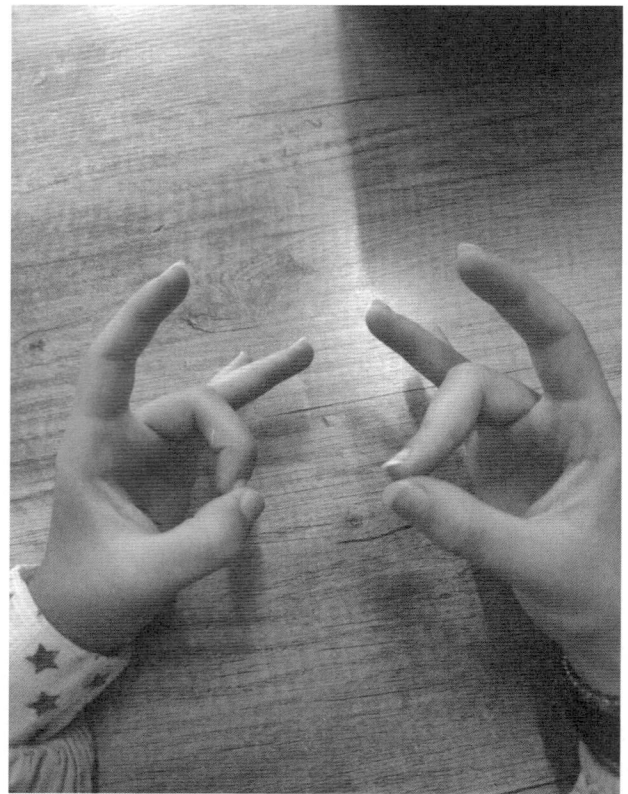

Rechte Hand: Daumen und Mittelfinger
zusammen
Linke Hand: Daumen **auf** Mittelfingernagel

Mudra Stärkung der Augen

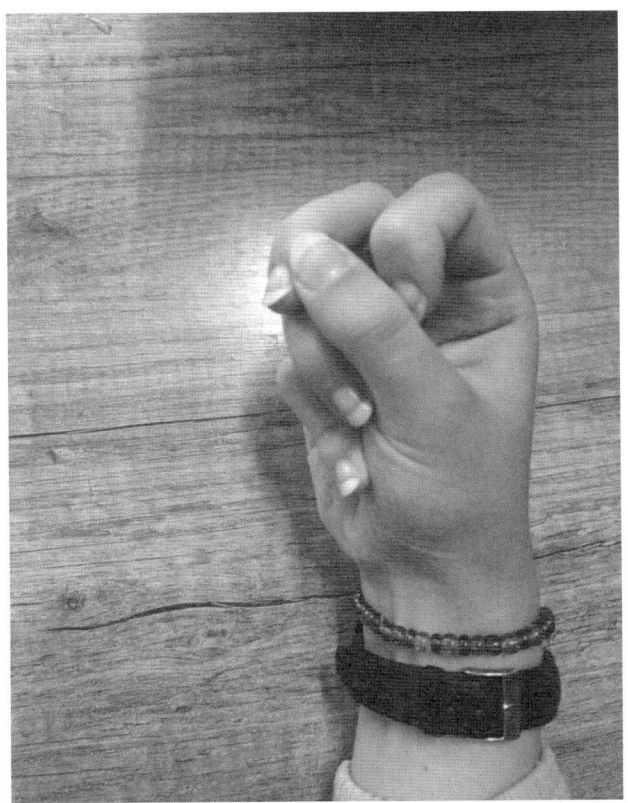

 Nur mit der rechten Hand ausgeführt: Kleinfinger
an die Daumenwurzel, Ringfinger in erstes
Daumengelenk, Mittelfingernagelfalz auf inneren
Daumennagelfalz, Zeigefingerspitze **in erstes
Daumengelenk**

Mudra Gehirnintegration,

ist für jede Art von Gesundung und für die
Aktivierung unseres Gehirns von großem Nutzen.

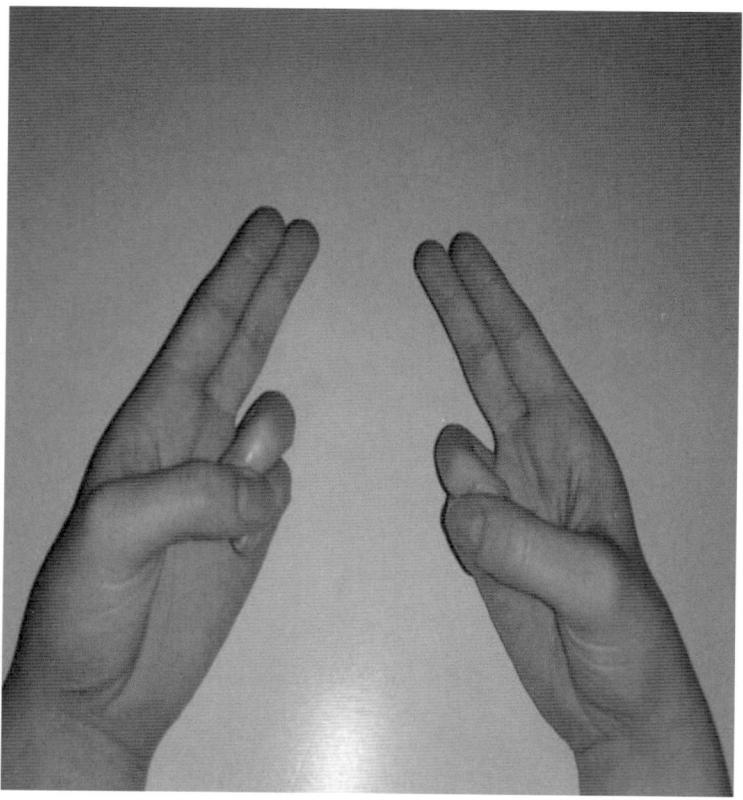

Auf beiden Händen gleichzeitig Daumen sanft auf
Klein -und Ringfingernagel legen.

Mudra Lernen,

um etwas Neues erlernen zu wollen, braucht es
Mut und Ausdauer. Diese Fingerhaltung oft
angewandt, hilft dabei, alles schneller zu

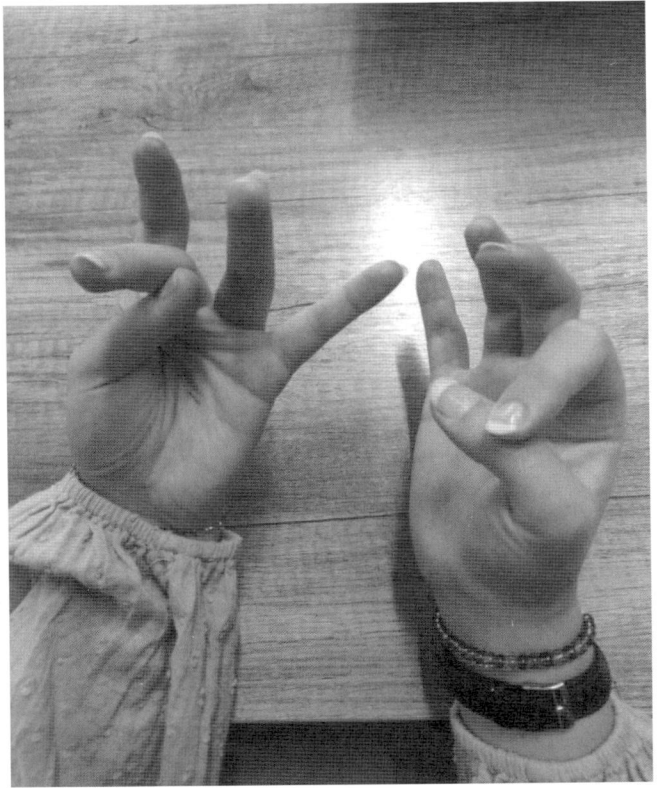

begreifen.

Linke Hand: Daumennagelfalz auf **zweites**
Mittelfingerglied

Rechte Hand: Zeigefinger auf erstes
Daumengelenk

Mudra Nachdenken,

es geht darum, uns an Dinge zu erinnern, die schon länger zurückliegen.

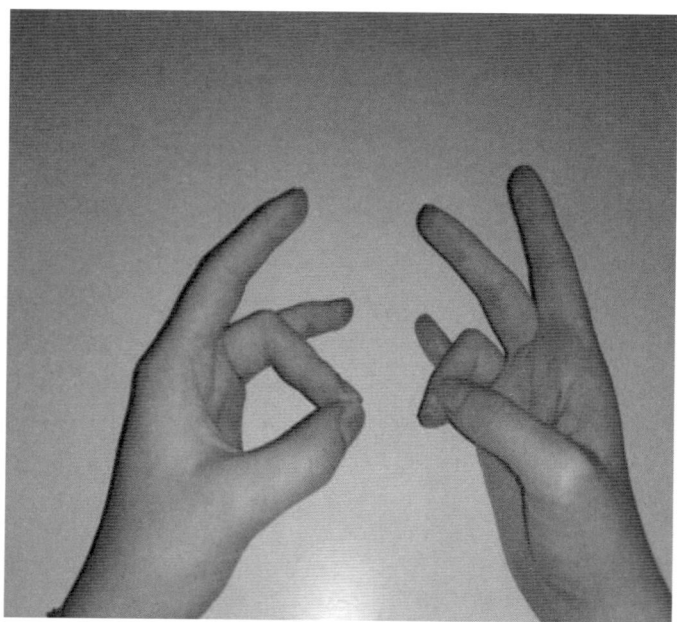

Rechte Hand: Daumenspitze auf Ringfingernagelfalz innen
Linke Hand: Daumen und Mittelfinger zusammen

Stärkung des Erinnerungsvermögens

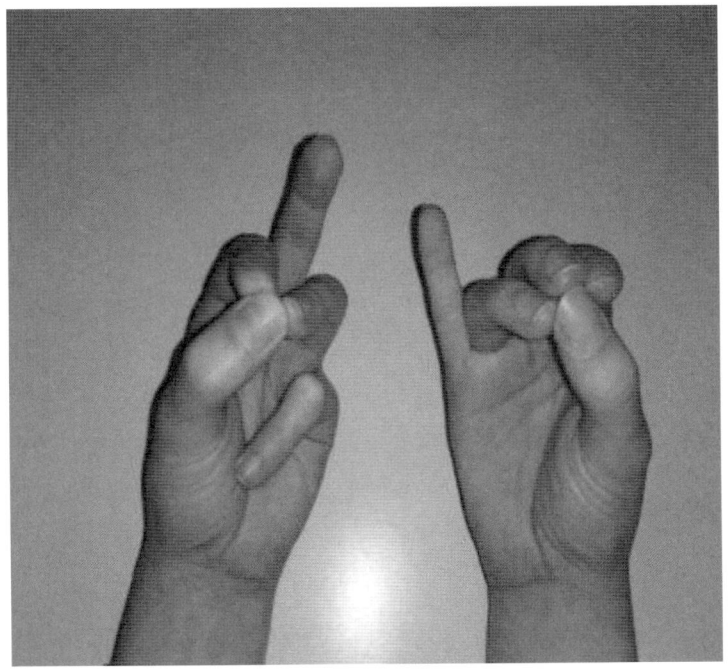

Rechte Hand: Daumen- Zeige- Mittel- und
Ringfinger zusammen

Linke Hand: Daumen, Zeige- und Ringfinger
zusammen und Kleinfinger auf die Daumenwurzel
(wenn nötig: den kleinen Finger der linken Hand
mit dem Kleinfinger der rechten Hand etwas
halten)

Mudra Nerven

Bei Stress, einfach zum besser Wohlfühlen anwenden, sie beruhigt und fördert die Konzentration.

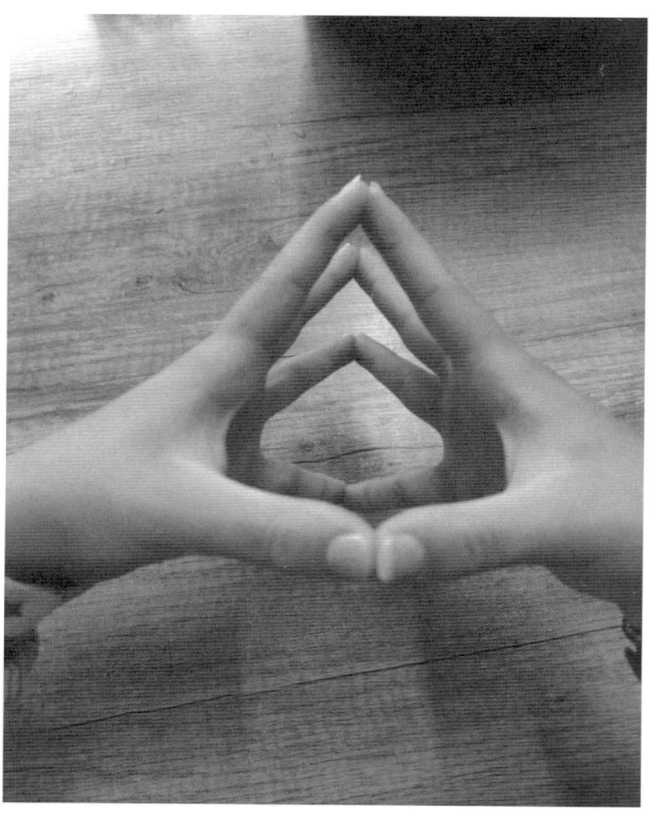

Mudra Stress

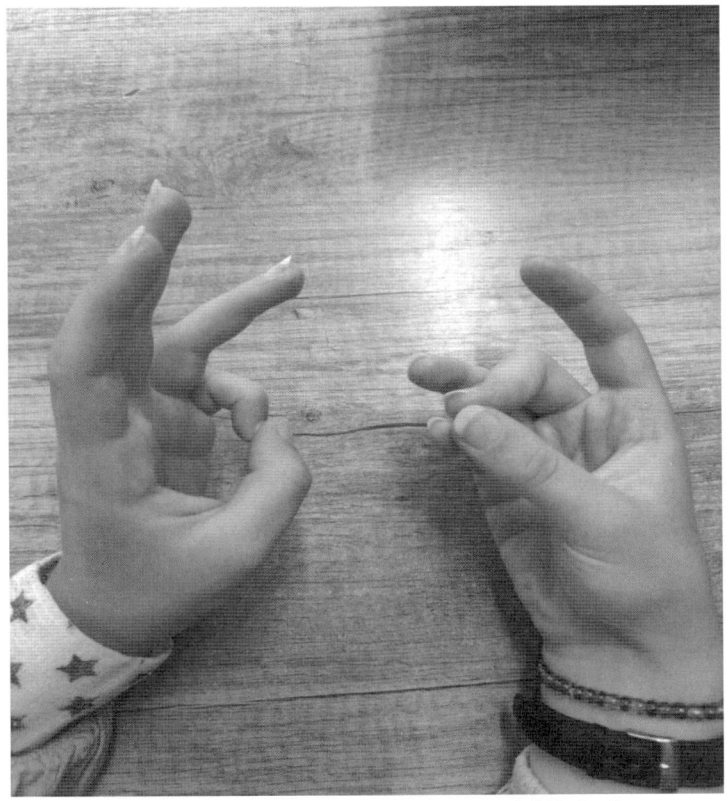

Rechte Hand: Daumen, Mittel- und Kleinfinger
zusammen
Linke Hand: Daumen auf Kleinfingernagel

Mudra Blase

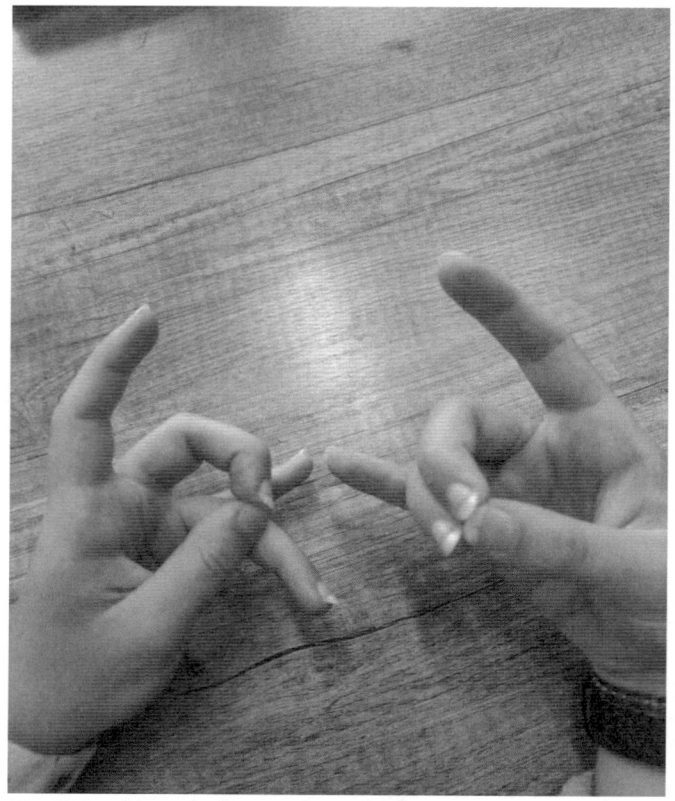

Rechte Hand: Daumen, Mittel- und Ringfinger
zusammen
Linke Hand: Daumen auf zweites Ringfingerglied
und Mittelfingerkuppe auf Daumenkuppe

Mudra Prostata

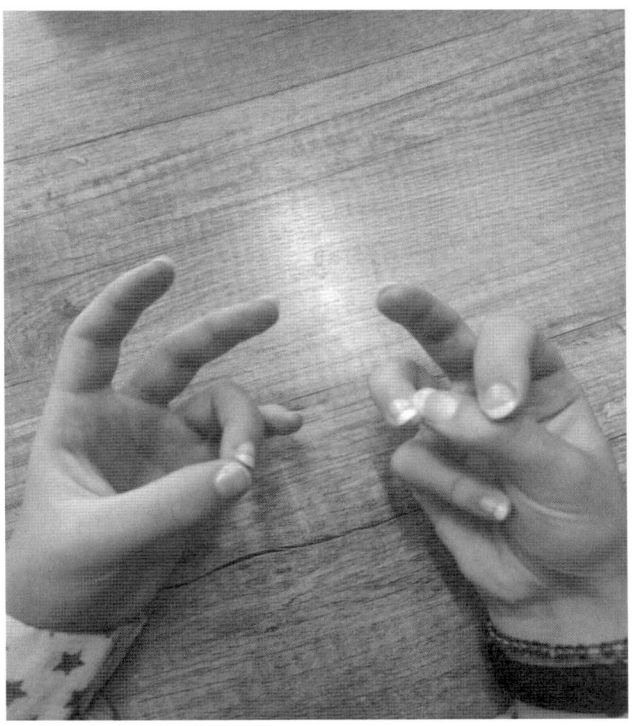

Rechte Hand: Daumenspitze auf Ringfingernagelfalz, Zeigefinger auf **erstes Daumengelenk**, Kleinfinger auf die Nagelwurzel (wenn nötig, die andere Hand zur Hilfe nehmen)
Linke Hand: Daumen und Ringfinger zusammen

Mudra Milz/Heißhunger

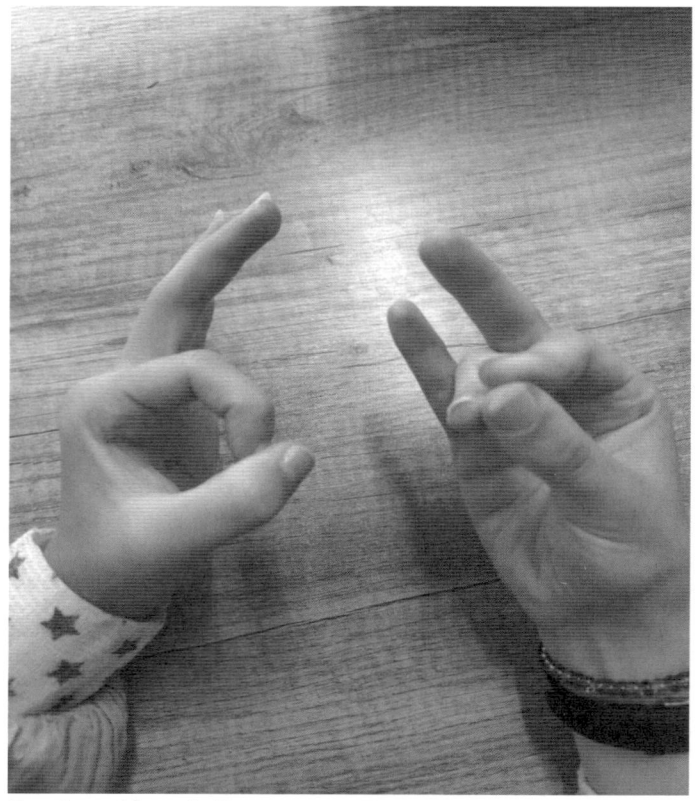

Rechte Hand: Daumen, Zeige- und Ringfinger
zusammen
Linke Hand: Daumen auf Zeigefingernagel

MUDRA für schnelles Einschlafen

Rechte Hand: Daumen und Zeigefinger zusammen

Linke Hand: Daumen und Kleinfinger zusammen

Diese Mudra nur am Tag für 5 Minuten halten und das 2-3 Mal

Keine Sorge, man schläft tagsüber nicht ein, nur weil man diese Mudra hält!

Akupressur

Bei dieser Methode werden die zuständigen Punkte ca. 1-2 Minuten mit moderatem Druck, aber ohne Schmerzen massiert oder gedrückt. Dieselbe Übung 5 Mal am Tag wiederholen. Akupressur - Punkte: Sind an vielen Stellen im Körper, auch geballt in unseren Händen und Fingern.

Schlaflosigkeit,
 da diese im direkten Zusammenhang mit unserer Gesundheit steht, hier Tipps, wie man sich selbst gut helfen kann:

Auch zum guten Einschlafen, mit dem Zeigefinger zwischen den Augenbrauen 2-3 Minuten kreisend massieren.

1.Übung:

Diese Punkte an den Daumen- und Fingerkuppen sind Durchschlafpunkte. *Jeder* **Finger** wird mit der **Daumen** der **gleichen** Hand so lange ***„beklopft",*** bis man **bis 20 oder 30** gezählt hat. Diese Übung können Sie mit beide Hände gleichzeitig ausführen und auch nachts, wenn sie nicht schlafen können:

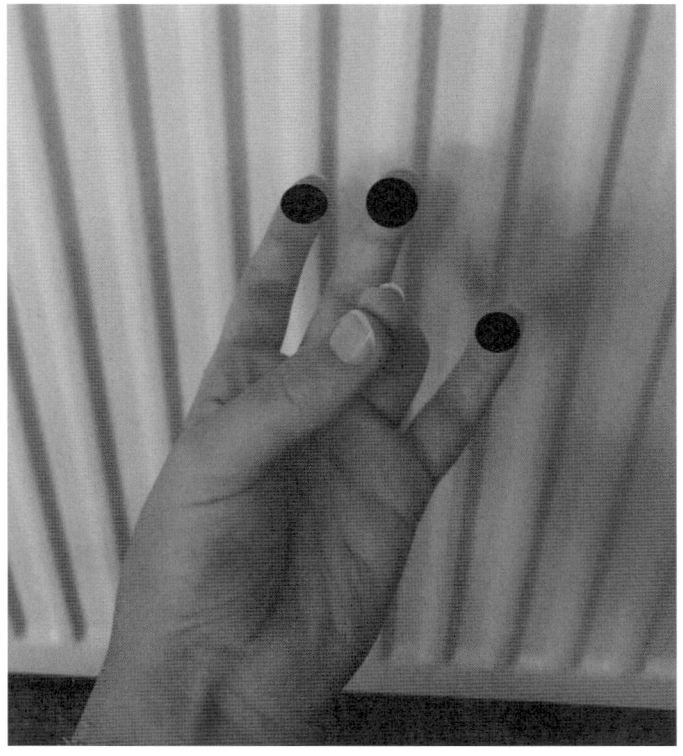

2.Übung:

Die Punkte unterhalb der Knöchel werden gleichzeitig oder eine Seite nach der anderen massiert. Diese Punkte können Sie, wenn Sie nicht mehr so gelenkig sind auch mit der Ferse oder mit dem großen Zeh des anderen Fußes reiben:

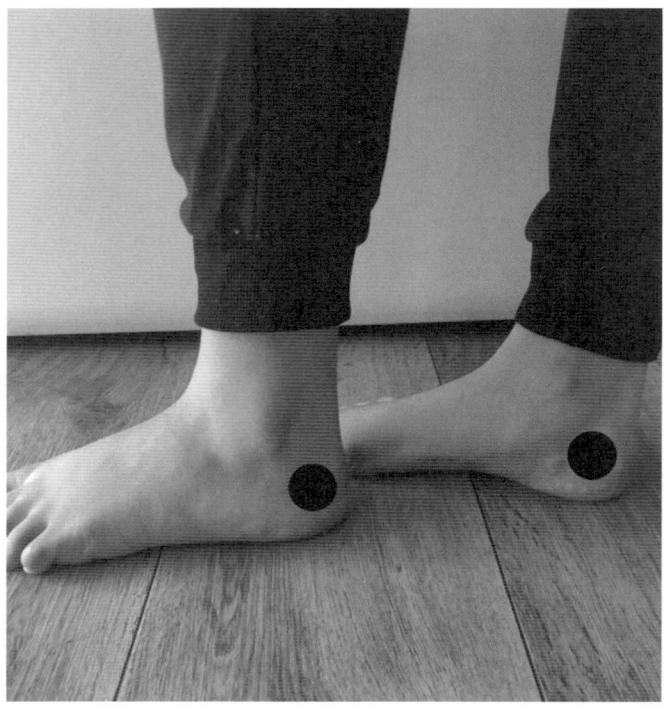

Ohren- und Augenstärkung:

Der Klein- und Ringfinger ist für besseres hören, der Mittel– und Zeigefinger für besseres Sehen. Jeder Finger der anderen Hand wird zwischen Daumen und Zeigefinger genommen und dann wird **nach unten gestreift**. An jedem Finger etwa 10 Mal und dann ist die andere Hand dran.

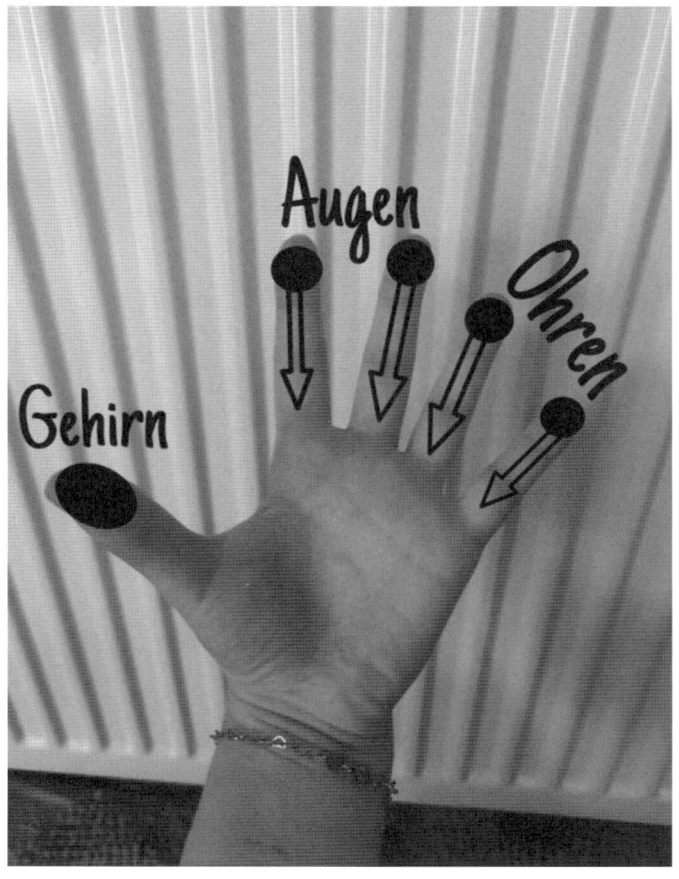

Und ganze Daumenbeere allein wird für unser wertvolles **Gehirn** massiert. Die Daumenbeeren kann man auch miteinander massieren, rechte und linke Seite **gegeneinander legen und reiben**

Blasenstärkung:

die Punkte öfters am Tag für ½ - 1 Minute massieren:

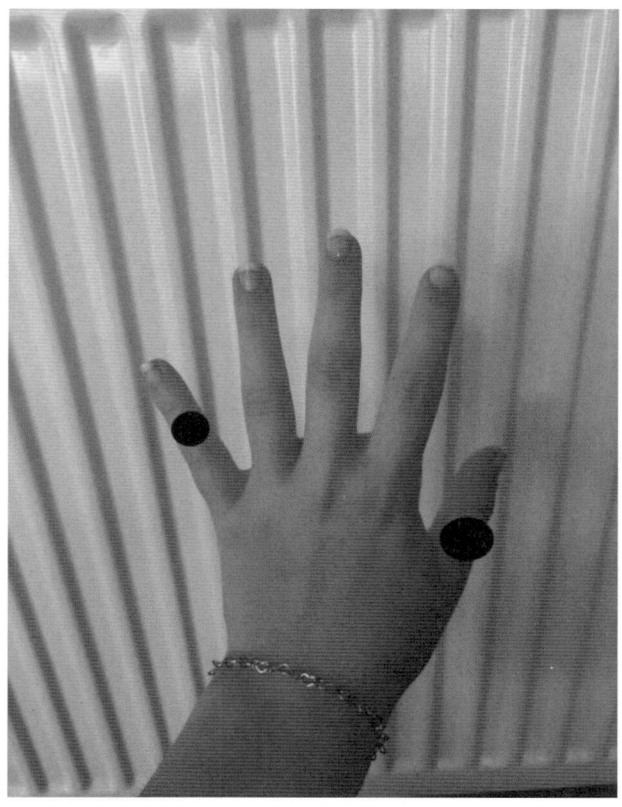

Herz- und Beruhigungspunkte:

die Punkte zur Beruhigung oder zur Herzstärkung massieren:

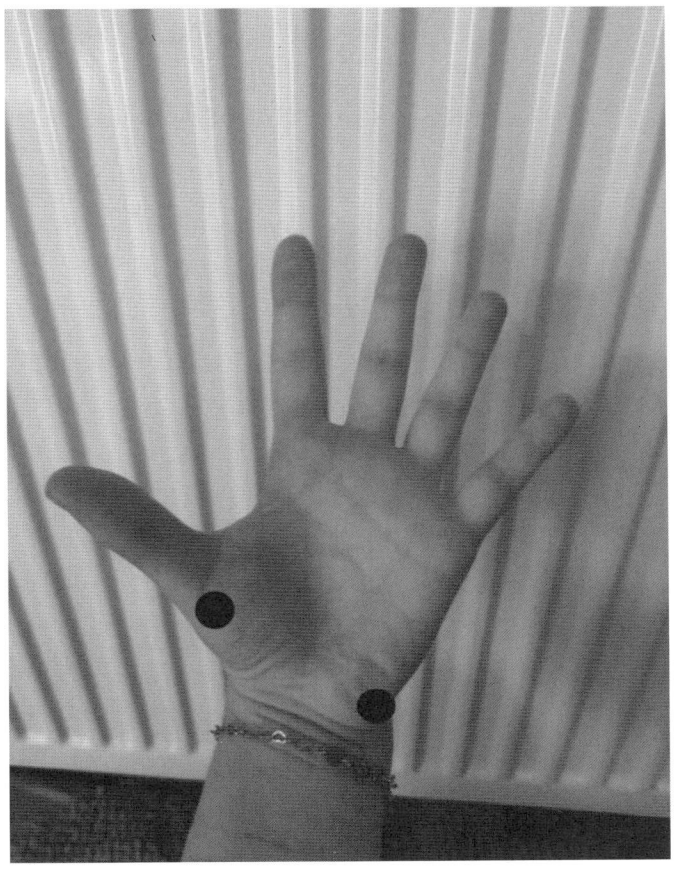

Ohrprobleme:

Diese Punkte hintereinander mit den Fingerkuppen ½ Minute drücken. Man fängt mit dem Punkt auf dem Handrücken an, dann am Zeigefinger, dann den Mittelfinger, hier drückt man immer 2 Punkte miteinander. Weiter beim Ring -und Kleinfinger.

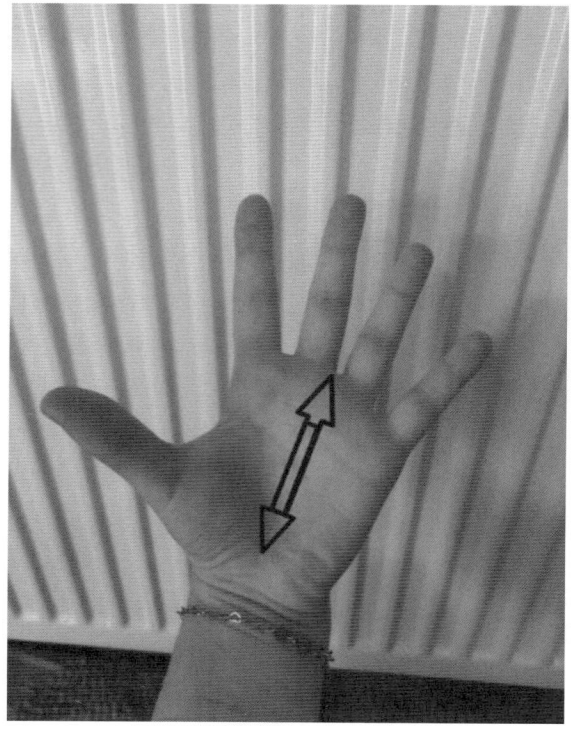

Mit Druck ca. 1 Minute entlang der Pfeile hin und her streichen.

Heilströmen Anwendungen:

Hände-Finger werden nur sanft auf die jeweiligen Energiepunkte für 3 bis 5 Minuten gelegt. Einmal am Tag genügt, dafür täglich, immer rechte und linke Seite

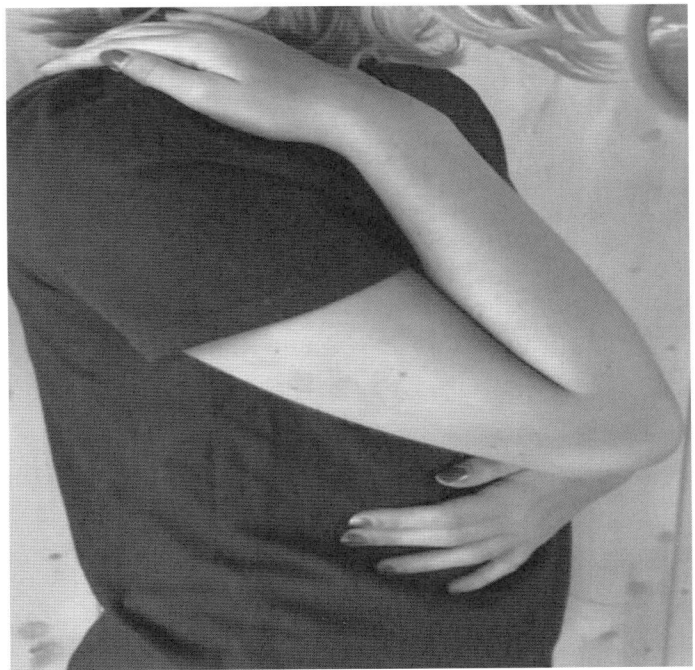

Eine Hand wird über die Schulter gelegt und die andere wird unter den Rippenbogen gehalten. Hilft bei Darm und Nierenproblemen, löst Angst.

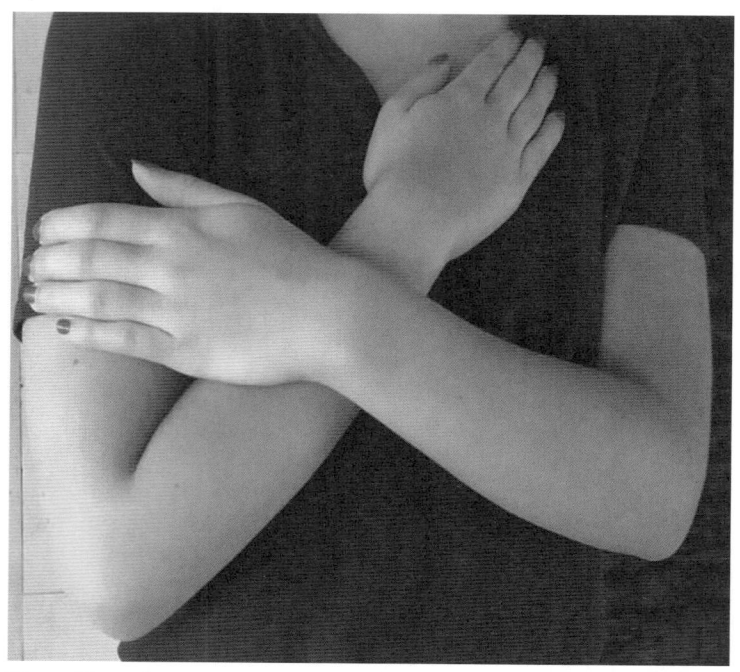

Eine Hand unters Schlüsselbein, die andere Hand
auf die Mitte des Oberarms. Nach 3-5 Minuten
Seite wechseln.

Hilft bei Stimm- und Sprachproblemen, bei
Leber- und Milzstau. Wirkt Blutdruck
ausgleichend. Hilft bei mentalen Probleme wie
Depressionen, hilft Enttäuschungen zu
überwinden, nimmt die Lebensangst.

Hilft bei Atemproblemen, für Gehirn, Nieren und
gegen Nervosität.

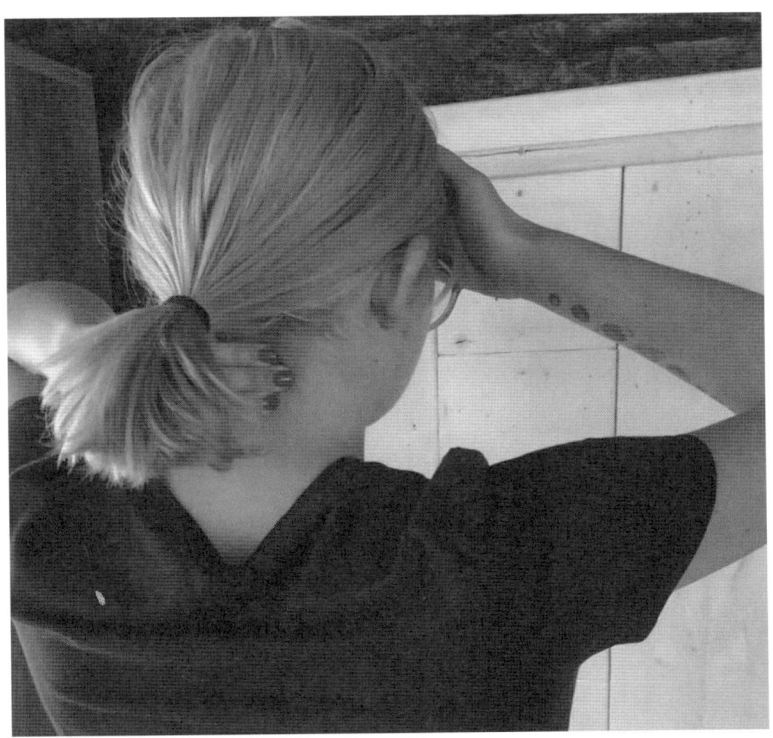

Rechte Hand oberhalb der rechten Augenbraue leicht hinhalten. Linke Hand / Finger an der rechten Halswirbelsäule entlang, der kleine Finger liegt auf dem Punkt zwischen Kopf und Hals. 3 bis 5 Minuten lang sanft halten. Danach die Seiten wechseln.

Gut für die Gehirnaktivität.

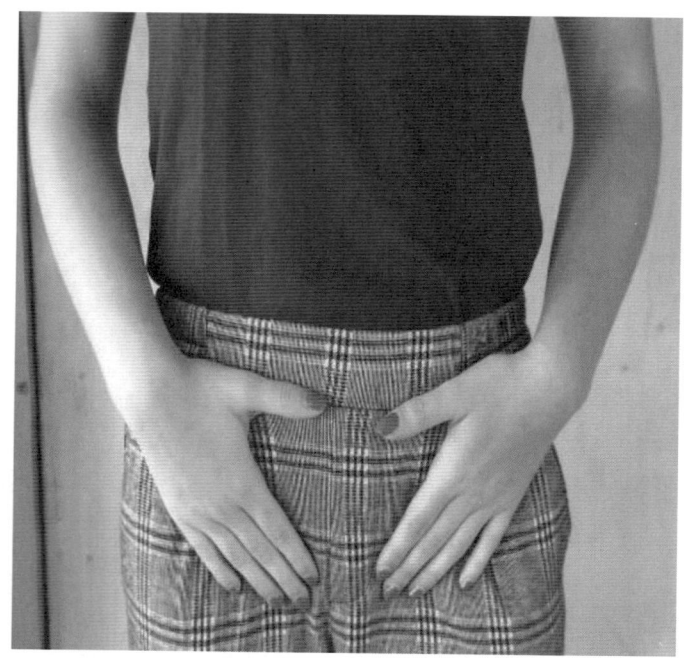

Beide Hände bzw. Finger gleichzeitig in die Leistenbeuge legen. Kann in der Früh und abends bis zu 10 Minuten gehalten werden. Bester Zeitpunkt ist vor dem Zubettgehen oder direkt im Bett, denn es entspannt und gibt Frieden.

Es ist günstig die Leisten vor und nach einer OP. zu halten, denn es lässt alles schneller heilen, auch Knochenbrüche.

Hilft bei Herzproblemen, auch für das psychische Herz, stärkt das Immunsystem, löst Denkblockaden.

Dieser Energie-Punkt unterstützt alle anderen Energie-Punkte und bringt Lebensfreude.

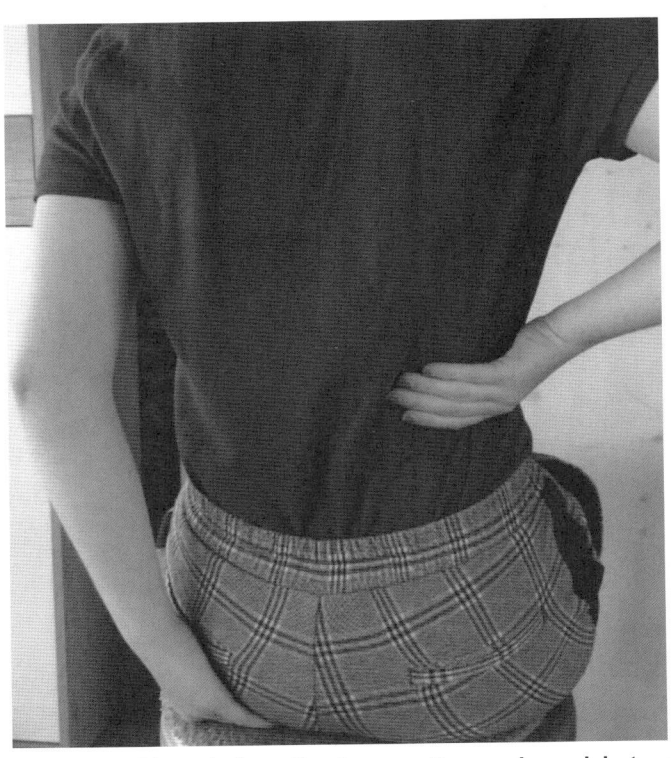

Auf eine Hand draufsetzen, die andere hinten
unterhalb des Rippenbogens. Täglich 3bis 5 Min.
halten dann die Seiten wechseln

Gibt hellwache Aufmerksamkeit, stärkt den Geist,
vitalisiert den Körper, Durchblutung wird
gefördert. Hilft, dass Wasseransammlungen
leichter ausgeschieden werden, unterstützt
Antibiotikabehandlungen und Chemotherapie, hilft
der Niere beim Entgiften und entsäuern des
Körpers, das Immunsystem wird gestärkt.

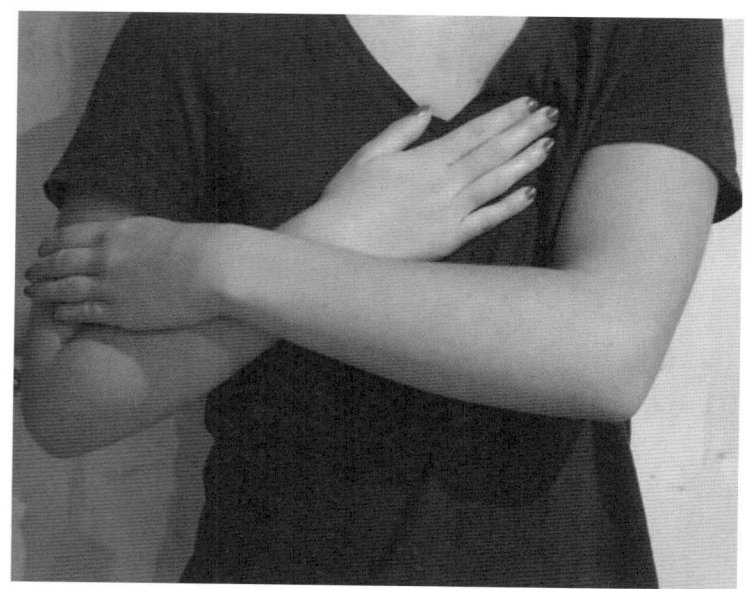

Bei dieser Kombination legt man die Finger der einen Hand auf die Mitte des rechten Oberarmes, die andere Hand ein bisschen oberhalb der Brust, wo der Brustmuskel beginnt. 1 Mal am Tag 3-5 Min. und dann die Seiten wechseln.

Hilft bei Herzproblemen, hormonellen Themen, Brustproblemen bei Frauen, Prostataproblemen bei Männern, löst Traurigkeit, Kummer und körperlich Verspannungen.

Heißhunger/Milzstrom:

1. Unterhalb des rechten Knöchels liegt dieser Punkt, den halten Sie mit den Fingern. Wenn das aber schlecht geht, dann nehmen sie Ferse oder den großen Zeh des anderen Fußes zur Hilfe und reiben damit den Punkt.
2. Die andere, freie Hand legen Sie an das Steißbein

Diese zwei Punkte halten Sie ca. 5 Minuten, nach den 5 Minuten halten Sie folgende Punkte:

1. Eine Hand hält auf der <u>linken Seite</u> Nr. 14 = <u>unter dem Rippenbogen vorne</u>
2. Die andere Hand legen Sie auf Nr. 22, dieser Punkt liegt unter dem Schlüsselbein

Zum Schluss halten Sie noch folgendes:

1. Eine Hand hält auf der rechten Seite den Punkt Nr.13, der liegt knapp oberhalb der Brust
2. Die andere Hand legen Sie auf Ihren Bauchnabel

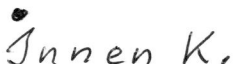

FINGER HALTEN;

nennt sich diese Übung. Sie ummanteln jeden Ihrer Finger einzeln und den Daumen sanft mit der jeweils anderen Hand. Wenn Sie mit allen 5 Fingern fertig, kommen die anderen 5 Finger dran. Täglich gemacht, jeder Finger 3 Minuten. Hat eine wunderbare Wirkung auf den ganzen Körper und kann überall durch geführt werden, wo man sitzt, liegt oder steht und auch nachts, wenn man nicht schlafen kann.

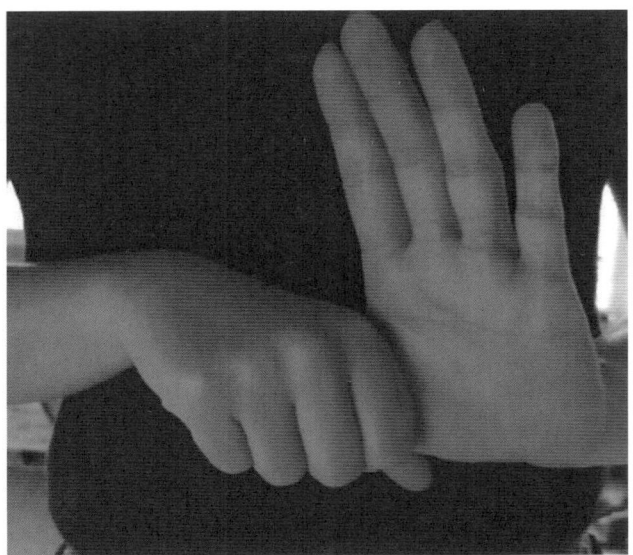

Jeder einzelne Finger steht für ein Organ, Sinnesorgan, eine Drüse und psychische Belange.

Kleiner Finger: für Herz, Ohr, Dünndarm, Verstellung

Ringfinger: für Ohr, Lunge, Dickdarm, Trauer, Kummer

Mittelfinger: für Augen, Leber, Gallenblase, Wut, Ärger

Zeigefinger: für Blase, Augen, Nieren, Angst

Daumen: für Magen, Milz, Sorgen, Grübeln

Die Handmitte halten:

Dazu geben Sie Ihre Finger der einen Hand in die Handmitte der anderen Hand. Sie verbleiben so für 5 Minuten und wechseln dann entweder sofort die Seite oder machen die andere Seite später. Das hat eine intensive Wirkung auf viele Körperfunktionen. Sie können es überall halten, wenn sie sitzen, als Beifahrer im Auto zum Beispiel, oder im Wartezimmer, oder auch im Liegen, wenn Sie nachts nicht schlafen können.

Schlusswort

Wir haben unser Leben, unseren Körper geschenkt bekommen, aber was wir daraus machen, ist uns völlig selbst überlassen worden. Behandeln sie sich und ihren Körper wie einen gute/n, aufrichtigen Freund/in. Und sich selbst als ihre/n besten Freund/in.

Also müssen wir unseren Körper hegen und pflegen. Er ist nicht austauschbar! Wenn sie in Zukunft ein gesundes, glückliches Leben haben wollen, dann machen Sie alles was sie nun gelernt haben und darüber hinaus, was in Ihrem Ermessen liegt. Es ist möglich, dass Sie noch sehr lange mit ihm, Ihrem Körper, Ihrem Freund zusammen sind. Sie sollten auf die Signale Ihres Körpers hören und in sich hinein fühlen, wie es ihm eigentlich geht. Dann können Sie sicher mit Ihrem Leben, mit ihrem Umfeld und ihrer Gesundheit gut leben.

All das, was ich Ihnen hier beschrieben habe, dürfen Sie von nun an immer machen, es gibt keine Begrenzung! Außerdem wird Ihnen in Zukunft nie wieder langweilig sein, nein, es wird Ihnen nur besser und besser gehen. Und wenn Ihnen das alles nicht reicht, können sie sich noch die Bücher anschaffen, die speziell nur für

Mudras oder für Heilströmen oder Akupressur sind. Natürlich gibt es noch viel mehr, aber diese 3 Methoden sind mir ans Herz gewachsen. Und ich kann jetzt gesund und glücklich leben, wie viele Menschen können das schon von sich in einem vorgerückten Alter behaupten?

Alles, was man sich selber erarbeitet, ist doppelt wertvoll

<u>Meine beiden anderen Bücher</u>:

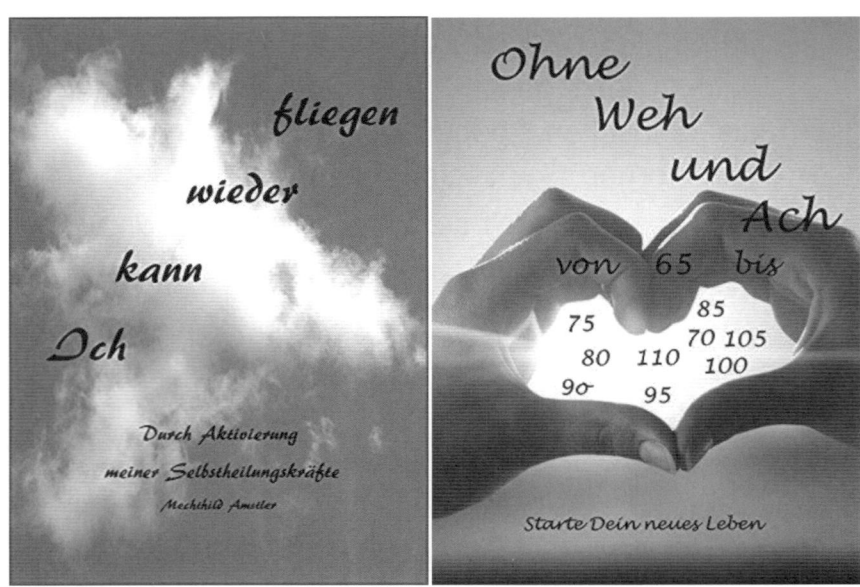

Bestellungen:
Per Mail: mechthild.amstler.me@gmail.com
Per WhatsApp: +43 676 9253730
Meine Homepage: www.amstler-m.at

Weiterführende Fachliteratur:

- Heilströmen – Jin Shin Jyutsu
  Kessler und Kührt
  GU Ratgeber Gesundheit
  ISBN 978-3-8338-2304-6

- Heilströmen
  Ingrid Schlieske
  ISBN 978-3-499-62056-0

- Heilströmen für Kinder und Jugendliche –
  Jin Shin Jyutsu
  Powerprogramm   für   Kinder   und
  Jugendliche
  ISBN 978-3-86616-201-3

- Koreanische Handmassage
  Dr. med. Georg Stef. Georgieff
  ISBN 978-3-85175-877-1

- Mudras, verschiedene Fingerstellungen
  Kim da Silva
  ISBN 978-3-426-87394-6